●普通高等学校"十一五"规划教材配套实验教材●
●高等医学院校教材●

Medical Physics Experiment

医用物理学实验

魏 杰 主编

中国科学技术大学出版社

图书在版编目(CIP)数据

医用物理学实验/魏杰主编. —合肥:中国科学技术大学出版社,2010.3(2011.6 重印)

ISBN 978-7-312-02679-9

Ⅰ.医… Ⅱ.魏… Ⅲ.医用物理学—实验—医学院校—教材 Ⅳ.R312-33

中国版本图书馆 CIP 数据核字(2010)第 011802 号

出版	中国科学技术大学出版社
	安徽省合肥市金寨路 96 号,邮编:230026
	网址:http://press.ustc.edu.cn
印刷	合肥现代印务有限责任公司
发行	中国科学技术大学出版社
经销	全国新华书店
开本	710mm×960mm 1/16
印张	10.5
字数	200 千
版次	2010 年 3 月第 1 版
印次	2011 年 6 月第 2 次印刷
定价	15.00 元

前　言

　　本书是在蚌埠医学院使用三十多年的实验教材基础上,为适应新的教学要求和条件,体现近年来教学改革的成果而编写的.本书集多年的教学经验、教学方法、实验技术为一体,是对实验教材质量的一次提高.

　　本书内容层次按教学需要编排,共分 4 部分,第 1 部分为绪论,内容为实验目的、要求及实验数据处理的基础知识.第 2 部分介绍了医用物理实验中常用的一些仪器设备以及同类仪器的不同型号,扩大学生的视野.第 3 部分是医学生应该接受的物理实验教学内容,为基本训练实验,包括力、热、电、光等不同学科分支的内容,通过这些实验可以让医学生学习基本的医学物理实验方法和测量技术,熟悉基本医学物理实验仪器的工作原理和使用方法,学习实验数据处理和分析的基本方法等.第 4 部分是设计、提高性实验,是综合与应用性实验,通过对该层次实验的学习和思考,培养学生在物理知识方面的综合运用能力和创新能力;这部分实验是本书的编写者们多年来在教学实践中曾经研究过的题目,其中很多内容曾经作为成果发表过;在这些实验中没有给出具体的实验方法和步骤,只是提出了实验目的、实验要解决的问题;由于实验方案不同,所用器材也会不同,所以题目中没有给出相应的仪器;通过这种设计实验的训练,使学生体验查阅资料、设计实验方案、搭建实验设备、解决实验中出现的问题以及分析实验结果的全过程,在实践过程中提高医学生综合分析和解决实际问题的能力,提高科学素养.

　　本书由魏杰教授主编,编写情况如下:李斌编写第 1-1、1-2、3-5、3-6、3-14、3-15节,吕道文编写第 2-3、3-4、3-7、3-8、3-12 节,魏杰编写前言以及第 2-1、2-2、3-1、3-18、4-1、4-2、4-3、4-4 节,张拥军编写第 2-4、3-2、3-3、3-10、3-11、3-16 节,赵挺编写第 3-9、3-13、3-17 节.

　　由于编者水平有限,书中疏漏之处在所难免,恳请读者批评指正.

编　者

2010 年 1 月

目　　录

第 4 部分　研究与设计性实验

第 1 部分　绪　论

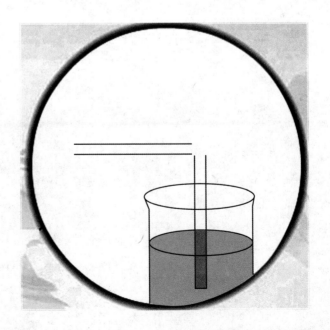

1-1 医用物理学实验的目的和要求

物理学是研究物质运动的普遍性质和基本规律的科学,它也是一门实验学科.物理学实验的内容十分广泛,其方法和测量技术广泛应用于其他学科和生产实践中.在临床诊断、治疗、保健、检验和药物分析鉴定及对生命机制研究中起着重要作用.物理实验技术在这些领域中的应用情况已成为其先进程度的一种标志.因此要掌握现代医学技术,具备足够的物理实验知识和操作技能是必要的.

1. 医用物理学实验的目的和要求

(1) 目的

物理实验是物理教学中的重要环节.通过实验教学,可以培养学生的自学能力、动手能力、观察能力、分析能力、表达能力以及设计能力,使学生学会正确使用物理仪器,熟悉一些物理实验方法.通过实验操作,培养学生具备严谨的科学工作作风和较强的科研工作能力.通过实验操作,巩固和加深对所学物理现象及规律的认识.

(2) 要求

根据高等医学院校学生基本技能训练项目的基本内容,结合医学发展的需要,要求学生通过物理实验,能掌握常用物理量的测量原理和方法;熟悉黏度计、示波器、万用电表、光学显微镜和分光仪等仪器的使用;在误差理论,有效数字的记录和运算,实验结果的可靠性估计,用表格、曲线、坐标图表示实验结果等方面,能得到一定程度的训练,能正确写出物理实验报告.

为了达到以上目的和要求,学生应该在实验前认真预习实验内容;在实验过程中,认真仔细地观察现象,正确记录数据,分析实验结果;在实验后写出科学完整的实验报告.

在物理实验课的学习和训练中,还要培养学生实事求是、理论联系实际的科学作风,严肃认真、一丝不苟的科学态度,大胆质疑、勇于创新的科学精神以及遵守纪律、团结协作、节约资源、爱护公物的优良品德.

2. 实验报告

实验报告是对所做实验的系统总结,是学生表达能力和信息交流能力的集中体现,也是交流实验成果的媒介.书写实验报告是培养学生分析、总结问题的能力,提高文化素养和综合素质的一个重要方面.

实验报告的内容一般为以下几个方面:

① 实验者姓名.

② 实验名称.

③ 实验目的.

④ 实验器材.

⑤ 实验原理.在对实验原理充分理解的基础上,用实验者自己的语言简要叙述有关的物理内容(包括电路图、光路图和实验装置示意图),测量和计算所依据的主要公式及公式成立必须满足的实验条件等.

⑥ 实验步骤.除概括地写出实验进行的主要程序外,还应包括实验中观察了哪些物理量,测量了哪些物理量,调节的要领和技巧,以便必要时重复或检验已经完成的实验.

⑦ 数据处理.在数据处理中要完成计算、作图、误差估算及结果表达等工作.要把原始数据按有效数字列成表格,使阅读者能纵观全局,一目了然.数据处理应有主要过程,做到言之有据,结果可信.实验结果的表达,要按误差理论的要求写出被测量的标准表达式,以便按要求用误差范围的估算或不确定度来评定测量结果.

⑧ 分析讨论.分析讨论的内容相当广泛,可以深入探讨实验现象或进一步进行误差分析,也可以对实验本身的设计思想、实验仪器、试验方法的改进写出自己的心得体会或建设性意见,甚至完全不同的意见.通过对分析讨论题的回答,还可以进一步深入理解物理实验的理论基础.分析讨论将为学生在更高层次上发挥自己的聪明才智提供一个自由思考的广阔空间.

以上只是提供了实验报告的一般格式.一份成功的实验报告,就是一篇科学论文的雏形,应力求用严谨的结构、流畅的文笔、清晰的思路和个性化的色彩,简洁的描述实验的内容、方法和步骤,表达实验所阐明的物理思想和概念,给出可信的明确结论.实验报告的撰写可以培养和提高学生的分析、表达和信息交流的能力.

1-2　误差分析及数据处理

1-2-1　有效数字及其运算

1. 有效数字的概念

物理实验的过程就是观察和测量的过程.测量所用仪器的最小分度称为它的精密度.若能正确使用仪器,那么测量结果的精确度就取决于所用仪器的精密度.例如,用精密度为 1 cm 的尺子进行测量,可精确到 1 cm,并能估计到 0.1 cm.若用精密度为 1 mm 的尺子进行测量,则可精确到 1 mm,估计到 0.1 mm.如用这两种尺子测量同一金属棒的长度,其结果分别为 $L_1 = 1.6$ cm、$L_2 = 1.65$ cm,如图 1-2-1 所示.

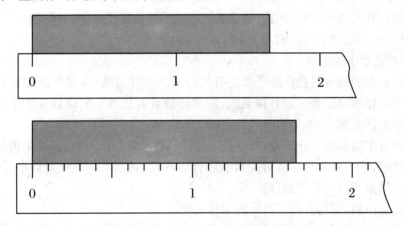

图 1-2-1　精密度与有效数字

对于第一个测量结果 $L_1 = 1.6$ cm,数字"1"是准确的,"6"是估计出来的,尺子虽然没有刻到毫米,但我们可以估计到毫米.至于想再多读一位,用此尺子是达不到的.因为估计第二位数是没有意义的.对于第二个测量结果 $L_2 = 1.65$ cm,数字"1.6"是准确的,"5"是估计出来的.

测量值中,包含仪器最小分度的整数部分的数字是可靠的,叫做可靠数字,如 L_1 中的"1"和 L_2 中的"1"、"6",最小分度以外的小数部分的数字是估计的,称为可疑数字,如 L_1 中的"6"和 L_2 中的"5".可疑数字虽是估计,带有误差,但它并非臆造,它在一定程度上反映了客观实际,因此它是有意义的.

每一个测量值都可由若干位可靠数字和一位可疑数字组成,这些数字统称为有效数字.如 L_1 的测量值为两位有效数字,L_2 为三位有效数字.

根据有效数字的上述性质,在读取有效数字时应注意以下几点:

① 有效数字位数的多少,是由被测量的大小以及测量仪器的精密度所决定的,因此不能随意增减.如上述的 L_1、L_2.

② 如测量值恰好落在仪器的最小分度线上,则估计的一位可疑数字应为"0",这个"0"是有效数字,不能舍去.比如 64 mm 和 64.0 mm 的含义是不同的.前者"4"是估计出来的,说明所用仪器的最小分度是厘米,而后者"0"是估计出来的,4 mm 是准确读出的,说明所用仪器的最小分度是毫米.

③ 有效数字的位数与小数点的位置无关.当一个量的单位转换时,通常小数点的位置会随之变化.例如:6.40 cm 可以记作 64.0 mm 或 0.064 0 m,均为三位有效数字.因此,用以表示小数点位置的"0"不是有效数字.通常记录或处理数据时,用科学记数法,即用含一位整数的带小数乘以 10 的几次幂的形式.例如:6.40×10^{-2} m,6.022×10^{23} mol^{-1}.

④ 有效数字的读取.一般而言,应读到仪器最小分度值的 1/10;游标类量具,只读到游标分度值,一般不估读;数字式仪表或步进读数仪器(如电阻箱)不需要估读,其显示的末位就是可疑的.

2. 有效数字的运算

实验数据的处理过程实际上就是有效数字的运算过程.大量的间接测量量均是由若干直接测量量通过运算得到的.间接测量量有效数字的位数应能正确反映测量结果的准确度,这需要给有效数字的运算定出一个科学的规则.

有效数字运算的总原则是:准确数字与准确数字进行运算时,其结果仍是准确数字;可疑数字与准确数字或可疑数字进行运算时,其结果均是可疑数字.间接测量的最后结果,只保留一位可疑数字.

由此总原则,可得到以下具体的运算规则.

① 加、减运算中,和或差的可疑位,与参与运算的各数据中可疑数字的最高位相同。例如(算式中加下划线者为可疑数字):

$$653.\underline{2} + 8.46\underline{2} = 661.\underline{6}6\underline{2} = 661.7$$

② 乘、除运算中,积或商的有效数字位数,与参与运算的各数据中有效数字位数最少者相同.例如:

$$226.3\underline{6} \times 1\underline{6} = 3\underline{6}2\underline{1}.7\underline{7}\underline{6} = 3.6 \times 10^3$$

③ 乘方、开方、三角函数运算时,其结果的有效数字位数一般与其测量值的有效数字位数相同.例如:

$$36.4^2 = 1.33 \times 10^3, \quad \sqrt{36.9} = 6.07, \quad \sin 35° = 0.57$$

④ 对数、指数、运算结果的有效数字位数,一般可按以下规则进行处理.

a. 对数运算.自然对数运算结果的有效数字的位数,其小数点后面部分的位数与其真数的有效数字位数相同,如 ln56.7 = 4.038;常用对数运算结果的有效数字位数,其小数点后面部分的位数与其真数的有效数字位数相同或多一位,一般真数大于"5"时可以多一位,如 lg2.356 = 0.372 2,lg5.56 = 0.745 0.

b. 指数运算. 对于 e^x,其有效数字位数的取法是把 e^x 的结果用科学记数法写出,小数点前保留一位有效数,小数点后保留的有效数字的位数与指数在小数点后面的有效数字位数相同. 例如,$e^{9.24} = 1.03 \times 10^4$.

应当注意的是,像物体的个数、实验的次数、公式中的系数等这样一些准确数,没有可疑位,对运算结果的有效数字位数没有影响.

⑤ "四舍六入五前凑偶"法则. 在上述数据处理过程中,经常会遇到尾数取舍的问题. "四舍五入"法则将使入的概率大于舍的概率,从而使整体结果偏大. 为消除此不合理性,引入"四舍六入五前凑偶"法则. 即小于五时舍,大于五时入,刚好等于五时,前一位是偶数的则舍,前一位是奇数的则入,即是将前一位凑成偶数. 例如对下列数据均取四位有效数字:1.362 53 取为 1.362;1.361 5 取为 1.362;1.361 49 取为 1.361. 确定该截尾的这个数是"5"还是"4"或"6"只看该截尾的这一位,至于后面的数字不再考虑.

从"四舍六入五前凑偶"法则运用的实例可看出,可疑位之后的一位对可疑位是有贡献的. 故在运算的中间过程中不能只取一位可疑数,而要多保留一位,到最后结果时再按舍入法则截取正确的有效数字即可.

1-2-2 测量和误差

1. 测量及其分类

物理实验离不开测量. 所谓测量,就是将被测量与同类标准量进行比较的过程,由此确定被测量是标准量的多少倍,此倍数就是读数,读数加上单位记录下来即为测量数据.

测量一般分为直接测量和间接测量两种. 凡是直接由仪器读数获得测量值的过程称为直接测量. 如用米尺测出物体长度,用秒表测出时间,用电流表测出回路中的电流等都属于直接测量. 有些物理量不能用直接测量的方法获得,而是通过将直接测量某些物理量的数据,依照一定的函数关系计算得到,这种方法称为间接测量. 如测圆柱体的体积即属于间接测量. 因为它可先测出圆柱体的直径和高,再由相应的函数关系式计算出体积. 绝大部分物理实验中的测量都是间接测量.

2. 误差及其分类

宏观上,系统的某个物理量在某一时刻所具有的量值是客观的,称为真值. 在任何一种测量中,无论所用仪器多么精密,测量方法多么完善,操作多么细心,都不可能测得绝对准确. 因此测量值与真值之间总会有一定的差异,这个差异叫做测量误差.根据误差产生的原因,可将误差分为系统误差和偶然误差两类.

① 系统误差.此种误差是由仪器本身的缺陷以及测量原理或测量方法的不完善等因素所引起的.这种误差的表现为:在同一条件下多次测量某一物理量总是偏大或者总是偏小,改变条件时按一定规律变化.系统误差的消除可针对仪器的缺陷、环境的影响、实验原理及实验方法的不完善等因素加以纠正.

② 随机误差.随机误差是由测量过程中的一些随机的、不确定的因素引起的.这种误差的表现是测量结果时而偏大,时而偏小,当测量次数足够多时,服从统计规律.因此,减小随机误差的最有效的方法是增加重复测量的次数,取平均值.

另外,由于实验者使用仪器方法不当、粗心大意或测量条件突变等原因而产生的超出了规定条件下所预期的结果,这种结果的数据属于异常数据,在进行数据处理时应当剔除.

3. 绝对误差与相对误差的概念

① 绝对误差.对某物理量 N 测 n 次,各次测量值分别为 $N_1, N_2, \cdots, N_n$,各次测量值 N_i 与真值 N 之差叫做各次测量值的绝对误差 ΔN_i.由于真值实际上不能测得,所以常用算术平均值 $\overline{N}$ 来代替,即各次测量的绝对误差为

$$\begin{cases} \Delta N_1 = N_1 - \overline{N} \\ \Delta N_2 = N_2 - \overline{N} \\ \cdots \\ \Delta N_i = N_i - \overline{N}, \quad i = 1, 2, \cdots, n \end{cases} \tag{1-2-1}$$

其中

$$\overline{N} = \frac{N_1 + N_2 + \cdots + N_n}{n} = \frac{1}{n} \sum_{i=1}^{n} N_i \tag{1-2-2}$$

对各次测量的绝对误差,取它们绝对值的算术平均值,叫做平均绝对误差 $\overline{\Delta N}$,即

$$\overline{\Delta N} = \frac{|\Delta N_1| + |\Delta N_2| + \cdots + |\Delta N_n|}{n} = \frac{1}{n} \sum_{i=1}^{n} |\Delta N_i| \tag{1-2-3}$$

于是测量结果的表达式为

$$N = \overline{N} \pm \overline{\Delta N} \tag{1-2-4}$$

式(1-2-4)表示测得的最可靠值是 $\overline{N}$,测得值可能存在的误差范围为 $\pm \overline{\Delta N}$,而真值 N 就在 $\overline{N} + \overline{\Delta N}$ 和 $\overline{N} - \overline{\Delta N}$ 的范围内.

绝对误差是有单位的,它反映了测量结果的精密度.

② 相对误差.虽然绝对误差可反映测量结果的精密程度,但只用绝对误差有时并不能明显地表示测量结果的准确程度,特别是不便于明确比较不同测得量中哪一个准确度更高.例如:测量两个不同长度的物体,测得结果分别为

$$L_1 = (8.34 \pm 0.01) \text{ cm}, \quad L_2 = (88.34 \pm 0.01) \text{ cm},$$

虽然它们的绝对误差相同,但显然是较长的物体其测量结果的准确程度更高些,因此为了表示测量结果的准确度引入相对误差的概念,用 E 表示.即

$$E = \frac{\overline{\Delta N}}{\overline{N}} \times 100\% \tag{1-2-5}$$

相对误差没有单位,它反映了测量结果的准确度,通常用百分数来表示.

③ 绝对偏差和相对偏差.当要测量的物理量已经有了公认值或标准值时,则称

$$\Delta N = |\overline{N} - N_{公认}| \tag{1-2-6}$$

为绝对偏差.

而称

$$B = \frac{|\overline{N} - N_{公认}|}{N_{公认}} \times 100\% \tag{1-2-7}$$

为相对偏差.

4. 间接测量误差的计算

在物理实验中的测量,几乎都是将某些直接测量值代入已知的测量公式(函数关系式)中,将待求量计算出来,这就叫做间接测量.因为测量公式中的直接测量值都含有误差,所以间接测量也必然有误差,这叫误差传递.其误差的大小取决于各直接测量误差的大小及函数的形式.下面给出基本的间接测量误差的计算公式:

① 和、差的误差

如果间接测量值是两个直接测量值的和或差,即 $N = A \pm B$,将 $A = \overline{A} \pm \overline{\Delta A}$、$B = \overline{B} \pm \overline{\Delta B}$ 代入式中得

$$N = \overline{N} \pm \overline{\Delta N} = (\overline{A} \pm \overline{\Delta A}) \pm (\overline{B} \pm \overline{\Delta B})$$

于是有

$$\overline{N} = \overline{A} \pm \overline{B} \tag{1-2-8}$$

$$\overline{\Delta N} = \overline{\Delta A} + \overline{\Delta B} \tag{1-2-9}$$

$$E = \frac{\overline{\Delta N}}{\overline{N}} \times 100\% = \frac{\overline{\Delta A} + \overline{\Delta B}}{\overline{A} \pm \overline{B}} \times 100\% \tag{1-2-10}$$

和、差的平均绝对误差等于各量平均绝对误差之和.

② 积的误差

如果间接测量值是两个直接测量值的乘积,即 $N = A \cdot B$,其运算结果为

$$\overline{N} \pm \overline{\Delta N} = (\overline{A} \pm \overline{\Delta A}) \cdot (\overline{B} \pm \overline{\Delta B})$$

$$= \overline{A} \cdot \overline{B} \pm \overline{A} \cdot \overline{\Delta B} \pm \overline{B} \cdot \overline{\Delta A} \pm \overline{\Delta A} \cdot \overline{\Delta B}$$

因为 $\overline{\Delta A}$ 和 $\overline{\Delta B}$ 与 $\overline{A}$ 和 $\overline{B}$ 相比可视为很小,所以 $\overline{\Delta A} \cdot \overline{\Delta B}$ 可忽略,因此积的平均绝对误差为

$$\overline{\Delta N} = (\overline{A} \cdot \overline{\Delta B} + \overline{B} \cdot \overline{\Delta A}) \tag{1-2-11}$$

积的相对误差为

$$E = \frac{\overline{\Delta N}}{\overline{N}} = \frac{\overline{A} \cdot \overline{\Delta B} + \overline{B} \cdot \overline{\Delta A}}{\overline{A} \cdot \overline{B}} = \frac{\overline{\Delta A}}{\overline{A}} + \frac{\overline{\Delta B}}{\overline{B}} = E_A + E_B \qquad (1\text{-}2\text{-}12)$$

即积的相对误差等于各量相对误差之和.

③ 商的误差

如果间接测量值是两个直接测量值的商,即 $N = A/B$,与上面相同的计算方法可得平均绝对误差为

$$\overline{\Delta N} = \frac{\overline{A} \cdot \overline{\Delta B} + \overline{B} \cdot \overline{\Delta A}}{\overline{B}^2} \qquad (1\text{-}2\text{-}13)$$

相对误差为

$$E = \frac{\overline{\Delta A}}{\overline{A}} + \frac{\overline{\Delta B}}{\overline{B}} = E_A + E_B \qquad (1\text{-}2\text{-}14)$$

可见,商的相对误差也等于各量的相对误差之和.

④ 幂的误差

设 $N = A^n$,则

$$\overline{\Delta N} = n \cdot \overline{A}^{n-1} \cdot \overline{\Delta A} \qquad (1\text{-}2\text{-}15)$$

$$E = n \cdot \frac{\overline{\Delta A}}{\overline{A}} = n \cdot E_A \qquad (1\text{-}2\text{-}16)$$

⑤ 三角函数的误差

设 $N = \sin A$,则

$$\overline{\Delta N} = (\cos \overline{A}) \cdot \overline{\Delta A} \qquad (1\text{-}2\text{-}17)$$

$$E = (\cot \overline{A}) \cdot \overline{\Delta A} \qquad (1\text{-}2\text{-}18)$$

设 $N = \cos A$,则

$$\overline{\Delta N} = (\sin \overline{A}) \cdot \overline{\Delta A} \qquad (1\text{-}2\text{-}19)$$

$$E = (\tan \overline{A}) \cdot \overline{\Delta A} \qquad (1\text{-}2\text{-}20)$$

由以上公式可以看出,为了运算的方便,计算和差的误差时,应先求绝对误差,再求相对误差;而计算积和商的误差时,则应先求相对误差,再求绝对误差.

5. 测量结果的表达

无论是直接测量还是间接测量,对测量结果的表达通常都写为

$$N = (\overline{N} \pm \overline{\Delta N}) \qquad (1\text{-}2\text{-}21)$$

$$E = \frac{\overline{\Delta N}}{\overline{N}} \times 100\% \qquad (1\text{-}2\text{-}22)$$

其中算术平均值 $\overline{N}$ 为被测量 N 真值的最佳估计值.平均绝对误差 $\overline{\Delta N}$ 为(总)不确定度,相对误差 E 为相对不确定度.

这里应特别注意以下两点:

① 不确定度 $\overline{\Delta N}$ 有效数字的位数问题.由于 $\overline{\Delta N}$ 本身表明的是测量结果的不确

定性,故太多的有效数字是没有意义的,一般只取一位或两位.在本书中,为教学规范起见,我们约定不确定度 $\overline{\Delta N}$ 只取一位有效数字,相对不确定度 E 取两位有效数字.此外为保证测量结果的置信程度不降低,我们还约定,在不确定度 $\overline{\Delta N}$ 最后剩余尾数的截取时,按进位法则处理,即剩余尾数只要不为零,一律进位.而对其他数据处理的中间过程,各有效数字至少要多取一位,截取尾数时按"四舍六入五前凑偶"法则.

② 真值的最佳估计值 $\overline{N}$ 的有效数字的位数问题. $\overline{N}$ 的有效数字应按正确的有效数字的运算获得,但在最后测量结果的表达中,其末位一定要与 $\overline{\Delta N}$ 的所在位对齐.在截取剩余尾数时,按"四舍六入五前凑偶"法则进行处理.例如,在通过正确的数据处理后得到某物体的厚度为 $d = (6.235\,1 \pm 0.03)$ cm,作为最后测量结果的表达式是不对的,应修改为 $d = (6.24 \pm 0.03)$ cm. 又如 $l = (6.275 \pm 0.034)$ cm 作为最后的测量结果也是不对的,应该为 $l = (6.28 \pm 0.04)$ cm.

上面是对多次测量的情况而言的.而在一些实验中,有的物理量是在动态中测量,不容许重复测量;在实验中需要进行多个量的测量,若其中某个量的测量误差相对于总误差可以忽略.在这些情况下,可对被测量只进行一次测量,称为单次测量.对于单次测量,如何计算它的绝对误差呢? 对于一般测量仪器(如米尺、游标卡尺、螺旋测微器、天平、秒表、温度计、电表等)单次测量的误差近似服从均匀分布规律.因此单次测量的绝对误差记为测量仪器最小分度值的 1/10. 例如:单次测量用最小分度为 1 mm 的米尺时,绝对误差记为 0.1 mm;用精密度为 0.01 mm 的螺旋测微器时,绝对误差记为 0.001 mm.

例 1-1 有一装有空气的瓶,其总质量 $M = (20.142\,5 \pm 0.000\,2)$ g,今将其中空气抽去,称得空瓶的质量 $m = (20.010\,5 \pm 0.000\,2)$ g,问瓶内空气的质量为多少克?

解 设瓶内空气质量为 N,则有

$$\overline{N} = \overline{M} - \overline{m} = 20.142\,5 - 20.010\,5 = 0.132\,0\ (\text{g})$$

$$\overline{\Delta N} = \overline{\Delta M} + \overline{\Delta m} = 0.000\,2 + 0.000\,2 = 0.000\,4\ (\text{g})$$

$$N = \overline{N} \pm \overline{\Delta N} = (0.132\,0 \pm 0.000\,4)\ \text{g}$$

$$E = \frac{\overline{\Delta N}}{\overline{N}} \times 100\% = \frac{0.000\,4}{0.132\,0} \times 100\% = 0.30\%$$

例 1-2 有一圆柱体,测得其高 $h = (10.0 \pm 0.1)$ cm,直径 $d = (5.00 \pm 0.01)$ cm,试计算其体积,并写出测量结果.

解 已知圆柱体体积公式 $V = \dfrac{\pi}{4} h d^2$,则测量体积的相对误差为

$$E = \frac{\overline{\Delta V}}{\overline{V}} = \frac{\overline{\Delta h}}{\overline{h}} + 2\frac{\overline{\Delta d}}{\overline{d}} = \frac{0.1}{10.0} + \frac{2 \times 0.01}{5.00} = 1.4\%$$

圆柱体体积的平均值为

$$\overline{V} = \frac{\pi}{4} hd^2 = \frac{1}{4} \times 3.141 \times 10.0 \times 5.00^2 = 196 \, (\text{cm}^3)$$

平均绝对误差为

$$\overline{\Delta V} = E \cdot \overline{V} = 0.014 \times 196 = 3 \, (\text{cm}^3)$$

测量结果为

$$V = \overline{V} \pm \overline{\Delta V} = (196 \pm 3) \, \text{cm}^3$$

1-2-3　数据处理

实验中测得的大量数据,需要进行正确的数据处理,才能从这些原始数据中得到可靠的实验结果.所谓数据处理就是对实验数据进行全方位的信息加工,包括记录、整理、计算、作图、分析等方面,使之得到正确的实验结果,从而发现或验证系统各个物理量之间的内在联系及其所服从的规律.

数据处理的方法较多,这里介绍最常用的两种,即列表法和作图法.

1. 列表法

(1) 列表的作用

数据列表不仅能简明地表示出有关物理量之间的对应关系,便于随时检查测量结果是否合理,及时发现问题和分析问题,而且有助于找出有关物理量之间的规律性联系,求出经验公式.

(2) 列表的基本要求

① 表的上方要有表头,写明所列表的名称.

② 标题栏目要简单明了,便于看出物理量之间的关系.

③ 各标题栏目必须表明物理量的名称和单位,单位和数量级写在标题栏中,一般不要重复地记录在各个数据后面.

④ 处理过程中一些重要的中间结果和最后结果也可列入表中,以方便数据处理和查阅核对.

例如:测量金属圆柱体的高度和直径各四次,结果记录如表 1-2-1 所示.

表 1-2-1　测量金属圆柱体的高度 H 和直径 D 的数据记录

次数 项目(cm)	1	2	3	4	平均值
H	5.10	5.15	5.05	5.15	5.11
$|\Delta H|$	0.01	0.04	0.06	0.04	0.04
D	20.05	20.15	20.05	20.10	20.09
$|\Delta D|$	0.04	0.06	0.04	0.01	0.04

2. 作图法

在坐标平面内,用一条曲线表示出两个物理量之间的函数关系,称为作图法. 作图法是处理实验数据,研究物理量的变化规律,找出对应的函数关系,求解经验公式的一种常用的重要方法. 它能把一系列数据之间的关系用图线直观形象地表示出来. 作图的一般步骤如下:

① 选用合适的坐标纸

根据图线所要表示的内容及函数的形式来选用合适的坐标纸. 最常用的是直角坐标纸. 还有对数坐标纸、极坐标纸和倒数坐标纸.

② 画出坐标轴

在选定的坐标纸上画出坐标轴(横轴和纵轴),并在方向箭头的近旁标明坐标轴所代表的物理量(公认符号)和单位.

③ 标度

在坐标轴上每隔一定间距标明该物理量的数值叫做标度. 标度大小的确定,原则上数据中的可靠数字在图中应是可靠的,数据中的可疑数字在图中应是估计的,一般应使坐标纸上最小格与数据中可靠数字的最后一位相对应. 坐标原点应根据数据的实际情况,可取为零,也可不取为零,两轴标度比例应选择适当,以使曲线在图中位置、大小适中.

④ 描点

根据测量数据,用硬铅笔在图纸上以"×"或"+"符号将各实验点标出,使实验数据对应的坐标点准确的落在所用符号的中心点上. 一条图线只能用一种符号,若要画的图线不止一条,还可用符号"○"、"△"等,但不要使用"·"作为描点符号,以防被连线掩盖而看不清楚.

⑤ 描绘曲线

用直尺、曲线板等画图工具,根据不同情况,把数据点连成光滑曲线、直线或折线. 一般情况下,物理量之间的关系在某一范围内是连续的,可根据图上各点的分布和趋势作出一条光滑的连续曲线;当确认两物理量之间的关系是线性或者所有实验点都在某一直线附近时,可将图线画成一条直线;只有在测量数据过少,即图上描点过少,自变量和因变量的对应关系难以确定时,才采用折线连线;当描绘光滑曲线或直线时,图线不一定要通过尽可能多的实验数据点,而是要这些点均匀的分布在图线两侧. 个别偏离过大的点可能属于异常数据,应舍去或重新测量核对.

⑥ 图注

在图纸的明显位置写出图线的名称、测试条件、实验者姓名和日期等.

习　　题

1. 什么叫直接测量量和间接测量量? 试举例说明.

2. 判断下列情况导致的误差属于何种类型的误差:

(1) 因天平的左右臂不等导致的误差;

(2) 因电流表的零点不准导致的误差;

(3) 因电表接入被测电路而导致的误差;

(4) 因电源电压波动而引起电表读数不准的误差.

3. 下列表达式或叙述是否正确? 若有错误请改正.

(1) $D = (12.708\ 0 \pm 0.005)$ cm; (2) $d = (52.778\ 0 \pm 0.005\ 5)$ cm;

(3) $W = (2.983 \times 10^2 \pm 0.455)$ kg; (4) $L = 15.0$ m $= 15\ 000$ mm;

(5) 用量程为 150 mm,最小分度值为 1 mm 的钢板尺测得某物体的长度为 12 mm;

(6) 某电阻的测量结果为 $R = (55.78 \pm 0.05)\Omega$,表明该电阻的阻值在 $55.73 \sim 55.83\ \Omega$ 之间.

4. 运用有效数字的运算规则计算下列各式:

(1) $15.78 + 234.652 - 57.3$; (2) $243.5 \times 6.689\ 5 - 25.78$;

(3) $1.2 \div 3.142$; (4) $\sqrt{1.21}$;

(5) 25.0^2; (6) 2.5^2.

5. 用米尺测量一物体长度,测量值分别为 63.58 cm,63.55 cm,63.56 cm,63.59 cm,63.55 cm,63.54 cm,63.57 cm,63.57 cm,写出测量结果的表达式及相对误差.

6. 采用单次测量,用精密度为 0.02 mm 的游标卡尺测圆柱体的高为 $H = 8.012$ cm,用精密度为 0.01 mm 的螺旋测微器测圆柱体的直径为 $D = 2.031\ 5$ cm.写出圆柱体体积测量结果的表达式及相对误差.

7. 在测量金属圆柱体密度 ρ 的过程中,得到 3 个直接测量的数据为:

直径 $D = (2.510 \pm 0.005)$ cm

高度 $H = (4.010 \pm 0.005)$ cm

质量 $m = (155.953 \pm 0.005)$ g

试根据公式 $V = \dfrac{\pi}{4}D^2H$、$\rho = \dfrac{m}{V}$ 计算 $\bar{\rho}$、$\overline{\Delta\rho}$ 及相对误差 E,并写出测量结果 ρ 的表达式.

8. 下列所记录的测量数据中哪些有错误?

(1) 用精密度为 0.01 mm 的螺旋测微器所得数据为:

  0.46 cm 0.5 cm 0.317 cm 0.023 6 cm

(2) 用精密度为 0.02 mm 的游标卡尺测物体长度所得数据为:

  40 mm 71.05 mm 52.6 mm 23.46 mm

9. 使气体做等温变化,实验测得体积 V 与压强 P 的数据如下:

V(cm³)	20.0	30.0	40.0	50.0	60.0	70.0	80.0
P(Pa)	76.0	58.0	38.1	30.5	25.0	21.9	19.0

试用作图法表示实验结果.

第 2 部分　基本实验仪器和基本测量

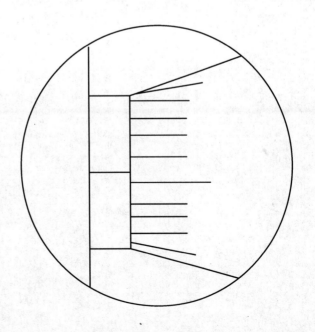

2-1 游标卡尺和螺旋测微器

长度测量的仪器和方法种类很多,最基本的测量工具是米尺、游标卡尺和螺旋测微器.如果所要测量的物体无法直接接触测量或物体的线度很小且测量准确度要求很高,则可用其他更精密的仪器(如读数显微镜等).

1. 游标卡尺

游标卡尺是一种能精确测量到 0.1 mm 的较精密的测量仪器,用它可以测量物体的长、宽、高、深及工件的内、外直径等.它主要由按米尺刻度的主尺和一个可沿主尺移动的游标(又称游标尺)组成.常用的游标卡尺结构如图 2-1-1 所示.分为主尺、游标尺、紧固螺钉,主尺和游标尺上有测量爪:外测量爪和内测量爪.外测量爪测量物体的外长度,内测量爪用来测量物体内径,深度尺在背面与游标尺相连,移动游标尺时深度尺也随之移动,可用来测量孔洞的深度,紧固螺钉旋紧后游标尺即与主尺之间固定.

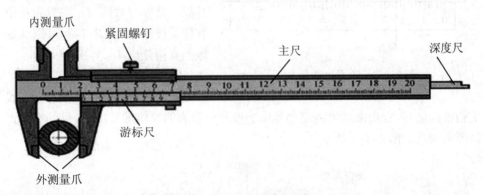

图 2-1-1　游标卡尺构造图

游标卡尺的分度原理:如果用 a 表示主尺最小分度值,用 N 表示游标分度数.通常设计 N 个游标分格的长度与主尺上 $(vN-1)$ 个分格的总长度相等,利用 v 倍主尺最小刻度值 (va) 与游标上最小刻度值之差来提高测量的精度.游标上最小刻度值为 b,则有

$$Nb = (vN - 1)a$$

其差值为

$$va - b = va - \frac{vN - 1}{N}a = \frac{1}{N}a$$

倍数 v 称为游标系数,通常取 1 或 2. 由此可知,a 一定时,N 越大,其差值($va - b$) 越小,测量时读数的准确度越高. 该差值 a/N 通常称为游标的分度值或精度,这就是游标分度原理. 不同型号和规格的游标卡尺,其游标的长度和分度数可以不同,但其游标的基本原理均相同. 本实验室所用的是游标系数为 1 的 50 分度游标卡尺. $N = 50$,$a = 1$ mm,分度值为 $1/50 = 0.02$(mm),此值正是测量时能读到的最小读数(也是仪器的示值误差). 如图 2-1-2 所示.

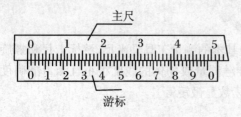

图 2-1-2　主尺与游标尺

读数时,待测物的长度 L 可分为两部分读出后再相加. 先在主尺上与游标 "0" 线对齐的位置读出毫米以上的整数部分 L_1,再在游标上读出不足 1 mm 的小数部分 L_2,则 $L = L_1 + L_2$. $L_2 = k/N$ (mm),k 为游标上与主尺某刻线对得最齐的那条刻线的序数. 例如图 2-1-3 所示的游标尺读数为 $L_1 = 0$ mm,$L_2 = k/N = 12/50 = 0.24$(mm). 所以 $L = L_1 + L_2 = 0.24$ mm. 许多游标卡尺的游标上常标有数值,L_2 可以直接由游标上读出. 如图 2-1-3,可以从游标上直接读出 L_2 为 0.24 mm.

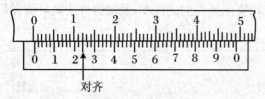

对齐

图 2-1-3　50 分度游标卡尺

2. 螺旋测微器原理

螺旋测微器是一种较游标卡尺更精密的量具,常用来测量线度小且准确度要求较高的物体的长度. 常见的螺旋测微器的构造如图 2-1-4 所示.

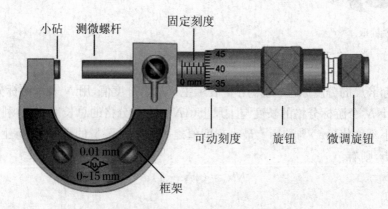

图 2-1-4　螺旋测微器构造图

该量具的核心部分主要由测微螺杆和螺母套管(包括可动刻度和旋钮)所组成,是利用螺旋推进原理而设计的.测微螺杆的后端连着圆周上刻有 N 分格的微分筒,测微螺杆可随微分筒的转动而进退.螺母套管的螺距一般取 0.5 mm,当微分筒相对于螺母套管转一周时,测微螺杆就沿轴线方向前进或后退 0.5 mm;当微分筒转过一小格时,测微螺杆则相应地移动 0.5/N mm 距离.可见,测量时沿轴线的微小长度均能在微分筒圆周上准确地反映出来.

比如 $N = 50$,则能准确读到 0.5/50 = 0.01(mm),再估读一位,则可读到 0.001 mm,这正是称螺旋测微器为千分尺的缘故.

读数时,先在螺母套管的标尺上读出 0.5 mm 以上的读数,再由微分筒圆周上与螺母套管横线对齐的位置上读出不足 0.5 mm 的数值,再估读一位,则三者之和即为待测物的长度.如图 2-1-5 所示.

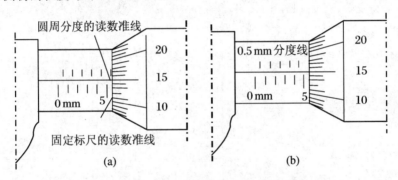

图 2-1-5　螺旋测微器测量长度

(a) $L = 5 + 0.5 + 0.150 = 5.650$(mm)

(b) $L = 5 + 0.150 = 5.150$(mm)

使用螺旋测微器的误差主要由螺杆将被测物体压紧的程度不同导致,为了消除这种缺点,螺旋测微器的尾端装有微调旋钮,测量时,应该缓慢转动微调旋钮,使螺杆前进,当听到喀喀声,即可用锁紧螺杆读数.不要直接转动螺母套管夹住物体,以免用力过大,夹得太紧,影响测量结果,甚至损坏仪器.这是使用螺旋测微器应该注意的问题.

另外在测量之前要记录螺旋测微器零点的读数,每次测量之后要对测量数据做零点修正.图 2-1-6 表示两个零点读数的例子,要注意它们的符号不同,每次测量之后,要从测量值的

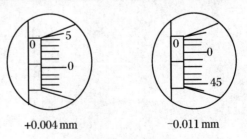

+0.004 mm　　　−0.011 mm

图 2-1-6　螺旋测微器的零点读数校正

平均值中减去零点读数.

使用千分尺注意事项:

① 千分尺应该避免使其受到打击和碰撞.千分尺内的螺纹非常精密,转动时不能过分用力;当测微螺杆靠近待测物时,一定要改旋微调旋钮.

② 千分尺用完结束后,应擦干净,在小砧与测微螺杆之间留出一点空隙,放入盒中.

2-2 万 用 电 表

万用电表简称万用表,它是检测、修理各种电器最常用的多用仪表.

1. 万用表有数字万用表和指针式万用表两种

数字万用表的准确度与分辨力均较高,而且过载能力强,抗干扰性能好,功能多、体积小、重量轻,能消除读取数据时的视差,但数字万用表是通过断续的方式进行测量显示的,因此不便于观察被测电量的连续变化过程及其变化的趋势.比如,数字万用表检验电容器的充电过程、热敏电阻阻值随温度变化的规律,以及观察光敏电阻阻值随光照的变化特性等,都不如指针式万用表那么方便、直观.测量时应该根据被测对象及测试要求合理选择万用表的类型和表的性能指标.

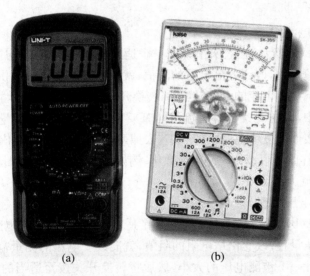

(a)   (b)

图 2-2-1 (a) 数字万用表;(b) 指针式万用表

2. 指针式万用表的结构

① 表头

万用表的表头是灵敏电流计.表头上的表盘印有多种符号,刻度线和数值,符号"A—V—Ω"表示这只电表是可以测量电流、电压和电阻的多用表.表盘上印有多条刻度线,其中右端标有"Ω"的是电阻刻度线,其右端为零,左端为∞,刻度值分布是不均匀的.符号"−"或"DC"表示直流,"∼"或"AC"表示交流,"∼"表示交流和直流共用的刻度线.刻度线下的几行数字是与选择开关的不同挡位相对应的刻度值.

表头上还设有机械零位调整旋钮,用以校正指针左端指零位.

② 选择开关

万用表的选择开关是一个多挡位的旋转开关.用来选择测量项目和量程.(如图 2-2-1(b)).一般的万用表测量项目包括:"mA"(直流电流)、"V"(直流和交流电压)和"Ω"(电阻).每个测量项目又划分为几个不同的量程以供选择.

③ 表笔和表笔插孔

表笔分为红、黑两只.使用时应将红色表笔插入标有"＋"号的插孔,黑色表笔插入标有"－"号的插孔.

3. 万用表的使用

指针式万用表的基本原理是利用一只灵敏的磁电式直流电流表(微安表)作表头.当微小电流通过表头,就会有电流指示.但表头不能通过大电流,所以,必须在表头上并联与串联一些电阻进行分流或降压,从而测出电路中的电流、电压和电阻.

① 测直流电流原理

如图 2-2-2(a)所示,在表头上并联一个适当的电阻(称分流电阻)进行分流,就可以扩展电流量程.改变分流电阻的阻值,就能改变电流测量范围.测量直流电流时先估计一下被测电流的大小,然后将转换开关拨至合适的 mA 量程,再把万用表串接在电路中,同时观察标有直流符号"DC"的刻度线,如电流量程选在 3 mA 挡,这时,应把表面刻度线上 300 的数字,去掉两个"0",看成 3,又依次把 200、100 看成是 2、1,这样就可以读出被测电流数值.例如用直流 3 mA 挡测量直流电流,指针在 100,则电流为 1 mA.

② 测直流电压原理

如图 2-2-2(b)所示,在表头上串联一个适当的电阻(称倍增电阻)进行降压,就可以扩展电压量程.改变倍增电阻的阻值,就能改变电压的测量范围.测量直流电压时首先估计一下被测电压的大小,然后将转换开关拨至适当的 V 量程,将红色表笔接被测电压"＋"端,黑色表笔接被测量电压"－"端.然后根据该挡量程数字与标直流符号"DC"刻度线(第二条线)上的指针所指数字,来读出被测电压的大小.如用 300 V 挡测量,可以直接读 0~300 的指示数值.如用 30 V 挡测量,只需将刻度线上 300 这个数字去掉一个"0",看成是 30,再依次把 200、100 等数字看成是 20、10 既可直接读出指针指示数值.例如用 6 V 挡测量直流电压,指针指在 15,则所测得电压为 1.5 V.

③ 测交流电压原理

如图 2-2-2(c)所示,因为表头是直流表,所以测量交流时,需加装一个并串式半波整流电路,将交流进行整流变成直流后再通过表头,这样就可以根据直流电的大小来测量交流电压.扩展交流电压量程的方法与直流电压量程相似.测量交流电压时,方法与测量直流电压相似,所不同的是因交流电没有正、负之分,所以测量交流时,表笔也就不需分正、负.读数方法与上述的测量直流电压的读法一样,只是数字应看标有交流符号"AC"的刻度线上的指针位置.

④ 测电阻原理

如图 2-2-2(d)所示,在表头上并联和串联适当的电阻,同时串接一节电池,使电流通过被测电阻,根据电流的大小,就可测量出电阻值.改变分流电阻的阻值,就能改变电阻的量程.测量电阻时应该先将表笔搭在一起短路,使指针向右偏转,随即调整"Ω"调零旋钮,使指针恰好指到 0.然后将两根表笔分别接触被测电阻(或电路)两端,读出指针在欧姆刻度线(第一条线)上的读数,再乘以该挡标的数字,就是所测电阻的阻值.例如用 R×100 挡测量电阻,指针指在 80,则所测得的电阻值为 80×100 = 8 000.由于"Ω"刻度线左部读数较密,难于看准,所以测量时应选择适当的欧姆挡,使指针在刻度线的中部或右部,这样读数比较清楚准确.每次换挡,都应重新将两根表笔短接,重新调整指针到零位,才能测准.测量电阻时,若将两支表笔短接,调"零欧姆"旋钮至最大,指针仍然达不到 0 点,这种现象通常是由于表内电池电压不足造成的,应换上新电池方能准确测量.测量电阻时,不要用手触及元件裸露的两端(或两支表笔的金属部分),以免人体电阻与被测电阻并联,使测量结果不准确.

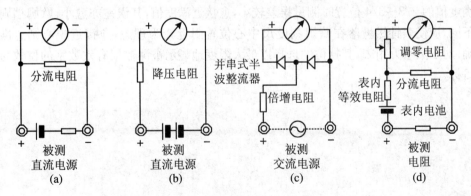

图 2-2-2　表内部测量原理线路图

4. 注意事项

万用表是比较精密的仪器,如果使用不当,不仅造成测量不准确且极易损坏.只要我们掌握万用表的使用方法和注意事项,谨慎从事,万用表就能经久耐用.使用万用表应注意如下事项:

① 测量电流与电压不能调错挡位.如果误将电阻挡或电流挡去测电压,就极

易烧坏电表.

② 测量直流电压和直流电流时,注意"＋"、"－"极性,不要接错.如发现指针开始反转,应立即调换表笔,以免损坏指针及表头.

③ 如果不知道被测电压或电流的大小,应先用最高挡,而后再选用合适的挡位来测试,以免表针偏转过度而损坏表头.所选用的挡位愈靠近被测值,测量的数值就愈准确.

④ 万用表不用时,应调在非电阻挡,最好将挡位调至交流电压最高挡,若旋在电阻挡,因为内有电池,易使两根表笔相碰短路,不仅耗费电池,严重时甚至会损坏表头.

⑤ 要注意万用表的测试工作环境.对于指针式万用表,保证准确性的工作环境温度通常规定为23℃±10℃,若温度偏差太大,将影响表头的灵敏度,并改变表内元件的参数,造成温度误差;在使用时不要接近较大的导磁材料,如避免直接放置于钢铁材料工作台面或尺寸较大的铁质设备上,表的附近更不能存在较强的电磁场.

⑥ 万用表在任何情况下都不能受到强烈的机械振动和跌落等冲击,因为严重的冲击将导致表壳破裂、数字万用表的液晶显示屏失效、指针式万用表的表头磁钢退磁而造成灵敏度下降、表头可动部分(动圈、游丝、轴尖等)损坏等,还要尽量避免阳光直射、灰尘弥漫的空气和腐蚀性物质对万用表的损害.

⑦ 为了减小测量误差,必须合理地选择量程.对于指针式万用表,表针偏转到满度值的2/3～3/4位置时测量误差较小,愈接近满度值,其误差亦愈小.欧姆挡则不同,应使表针尽量落在欧姆刻度尺中心位置附近较为理想,愈接近中心则愈准确.对于数字万用表,其挡位的选择以最大限度地显示被测数据有效数字的位数为目标.

2-3 常用光源和共轴等高调节

1. 常用光源

光源是光学实验系统中不可缺少的组成部分,对于不同的光学实验常使用不同的光源.物理上常用的光源介绍如下:

(1) 白炽灯

白炽灯是以热辐射的形式发射光能的电光源.它通常用高熔点的钨丝作为发光体,通电后温度约 2 500 K 达到白炽发光.为防止钨丝在高温下蒸发,在真空玻璃泡内充进惰性气体.白炽灯的光谱是连续光谱,其光谱能量分布曲线与钨丝的温度有关.白炽灯可做白光光源和一般照明用.光学实验中所用的白炽灯一般多属于低电压类型,常用的有 3 V、6 V、12 V 等.使用低压灯泡时,要特别注意供电电压必须与灯泡的标称值相等,否则会使灯泡亮度不足或烧毁甚至发生爆炸.在白炽灯中加入一定量的碘、溴就成了碘钨灯或溴钨灯(统称卤素灯),这种灯有其特别的优点:① 泡壳不发黑、光较稳定;② 泡壳清洁,允许使用较高的稀有气体气压;③ 灯的体积小,可选用氪气达到高光效.卤素灯被用作强光源,使用时除注意工作电压外,还应考虑到电源的功率及散热的问题.

(2) 钠光灯

钠光灯是一种气体放电光源.它是以金属钠蒸气在强电场中发生游离放电现象为基础的弧光放电灯.钠灯有低压钠灯与高压钠灯之分,实验室常用低压钠灯.点燃后,当管壁温度为 260 ℃时,管内钠的蒸汽压为 3×10^{-3} Torr(1 Torr = 133.3 Pa),发出波长为 589.0 nm 和 589.6 nm 两种黄光谱线.由于这两种单色黄光波长较接近,一般不易区分,故常以它们的平均值 589.3 nm(D 线)作为黄光的波长值.钠光灯可作为实验室一种常用的单色光源.使用钠灯时,灯管必须与一定规格的镇流器(限流器)串联后才能接到电源上去,以稳定工作电流.钠灯点燃后一般要预热3~4分钟才能正常工作,熄灭后也需冷却 3~4 分钟方可重新开启.

(3) He-Ne 激光器

激光器是 20 世纪 60 年代发展起来的一种新型光源,其发光原理是受激辐射而发光.它与普通光源相比,具有发光强度大、单色性强、相干性好、方向性好(几乎是平行光)等优点.激光器的种类很多,如 He-Ne 激光器、CO_2激光器、红宝石激光器等.

实验室常用的 He-Ne 激光器,由激光工作物质(He、Ne 混合气体)、激励装置和光学谐振腔 3 部分组成.放电管内的 He、Ne 混合气体,在直流高压激励作用下产生受激辐射形成激光,经谐振腔加强到一定程度后,从谐振腔的一个端面的部分反射镜发射出去.谐振腔的两端各装有一块镀有多层介质膜且面对面地平行放置的反射镜,它是激光管的重要组成部分,必须保持清洁,防止灰尘和油污的污染.

He-Ne 激光器发出的光波波长为 632.8 nm,输出功率在几毫瓦至十几毫瓦之间.多数 He-Ne 激光器的激光管长为 200~300 mm,两端所加高压高达 1 500~8 000 V,操作时应严防触及,以免造成触电事故.

在光学实验中,可以利用各种光学元件将激光管射出的激光束进行分束、扩束或改变激光束的方向以满足实验的不同要求.

另外,He-Ne 激光器的形式颇多,因此,输出的激光特性也各不相同.例如:装有布儒斯特面窗的外腔式激光管输出的激光为线偏振光,而内腔式激光管输出的则是圆偏振光.

由于激光管射出的激光束,发散角小,能量集中,因此**切勿迎着激光束直接用眼睛观看激光**.直视未充分扩束的激光束将可能造成人眼视网膜的永久损伤.

2. 共轴等高调节

光学实验中经常要用一个或多个光学器件成像.为了获得质量好的像,必须使各个透镜的主光轴重合(即共轴),并使物体位于透镜的主光轴附近.此外透镜成像公式中的物距、像距、焦距等都是沿主光轴计算长度的,为了测量准确,必须使透镜的主光轴与带有刻度的光具座导轨平行.为达到上述要求的调节我们统称为共轴等高调节.其调节过程一般分为"粗调"和"细调"两步,方法如下:

(1) 粗调:将光源、物和透镜靠拢,凭眼睛观察进行调节,尽量使它们的中心处在一条和导轨平行的直线上,使透镜的主光轴与导轨平行,并且使物和像屏与导轨垂直.这一步因单凭眼睛判断,其调节效果与实验者的经验有关,故称为粗调(要求不高时可只进行粗调).

(2) 细调:依靠成像规律来进行判断和调节,如利用二次成像法.

使物与单个凸透镜共轴实际上是指将物上的某一点调到透镜的主光轴上.要解决这一问题,首先要知道如何判断物上的点是否在透镜的主光轴上.根据凸透镜成像规律即可判断.如图 2-3-1 所示,当物体 AB 与像屏之间的距离 b 大于 $4f$(f 为凸透镜的焦距)时,将凸透镜沿光轴移到 O_1 或 O_2 位置都能在屏上成像,一次成大像 A_1B_1,一次成小像 A_2B_2.物点 A 位于光轴上,则两次像的 A_1 和 A_2 点都在光轴上而且重合.物点 B 不在光轴上,则两次像的 B_1 和 B_2 点一定都不在光轴上,而且不重合.但是,小像的 B_2 点总是比大像的 B_1 点更接近光轴.据此可知,若要将 B 点调到凸透镜光轴上,只需记住像屏上小像的 B_2 点位置(屏上有坐标纸供记录位置时作参照物),调节透镜(或物)的高低左右,使 B_1 向 B_2 靠拢.这样反复调节几次直到两者重合,即说明 B 点已调到透镜的主光轴上了.

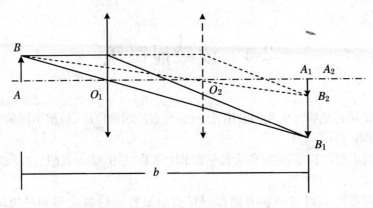

图 2-3-1　共轴调节

若要调多个透镜共轴,则应先将轴上物点调到一个凸透镜的主光轴上,然后,同样根据轴上物点的像总在轴上的道理,逐个增加待调透镜,调节它们使之逐个与第一个透镜共轴.

2-4 读数显微镜

读数显微镜是物理实验的常用光学仪器.它的用途广泛,根据不同的需要可完成下列工作:

(1) 既可测量长度,也可作为低倍数放大观察使用.如测孔距、直径、线距及线宽度等.

(2) 配备测微目镜和物方测微器可测量显微镜的放大率和平板玻璃的折射率.

(3) 改变显微镜的位置还能组成各种测量与观察装置.

1. 读数显微镜的结构

读数显微镜的种类较多,但功能大致相同,都是由显微镜和读数装置组成,通过在显微镜的目镜中装上"十"字叉丝,并把镜筒固定在一个可以左右或上下移动的装置上进行测量,装置的移动距离可以通过读数装置读出来.

以 JCD3 型读数显微镜(见图 2-4-1)为例,其测量范围为:水平方向 50 mm;最小读数值 0.01 mm;竖直方向 50 mm;最小读数值 0.1 mm.JCD3 型读数显微镜的观察方式为 45°斜视.

JCD3 型读数显微镜的结构如图 2-4-2 所示.目镜②可用锁紧螺丝③固定于任一位置,棱镜室⑲可做 360°旋转,物镜⑮用丝扣拧入镜筒⑯内,镜筒可用调焦手轮④ 完成调焦.转动测微鼓轮⑥,显微镜沿燕尾导轨在水平方向移动,利用锁紧手轮 I ⑦,将方轴⑨固定于接头轴"十"字孔中,接头轴⑧可在底座⑪中旋转、升降,用锁紧手轮 II ⑩紧固.根据使用要求不同,方轴可插入接头轴另一"十"字孔中,使镜筒处于水平位置.压片⑬用来固定被测件.旋转反光镜旋轮⑫可调节反光镜的方位.半反镜⑭是做牛顿环实验用的.

2. 读数显微镜的使用方法

首先将被测物件放在读数显微镜的工作台面上,用压片压紧.旋转棱镜室⑲至最舒适位置,用锁紧螺钉⑱锁紧.通过目镜观察目镜中的分划板,旋转目镜上视度调节手轮,直至分划板上的"十"字线最清楚,调节调焦手轮④,直至在分划板平面上观察到物体清晰的像,观察有无视差,若有视察则需进行细调.转动测微鼓轮,使分划板上的"十"字线的竖直线与被测长度的起点对齐,记下此时读数 X_L(在标尺⑤上读取整数部分,在测微鼓轮⑥上读取小数部分).转动测微鼓轮,使分划板上的"十"字线的竖直线与被测长度的终点对齐,记下此时读数 X_R,则所测长度 $L = |X_L - X_R|$.

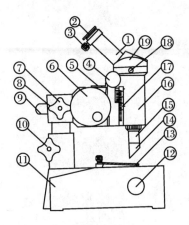

图 2-4-2

①目镜接筒 ②目镜 ③ 锁紧螺钉 ④调焦手轮
⑤标尺 ⑥测微鼓轮 ⑦锁紧手轮Ⅰ ⑧接头轴
⑨方轴 ⑩锁紧手轮Ⅱ ⑪底座 ⑫反光镜旋轮
⑬压片 ⑭半反镜组 ⑮物镜组 ⑯镜筒 ⑰刻度
尺 ⑱锁紧螺钉 ⑲棱镜室

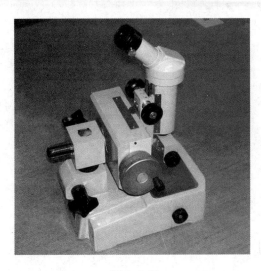

图 2-4-1

3．使用读数显微镜的注意事项

（1）显微镜镜筒的移动方向要和被测两点间的连线平行.

（2）防止回程误差.

第 3 部分　综合性和验证性实验

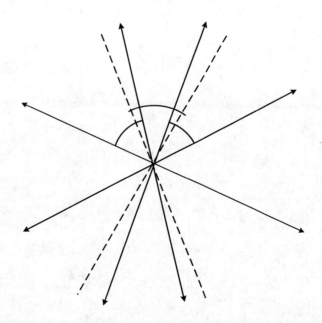

3-1 物体杨氏模量的测量

【实验目的】

1. 学习用拉伸法测量弹性模量的方法.
2. 掌握螺旋测微器的使用.
3. 学习用逐差法处理数据.

【实验器材】

观察仪,分划板最小格值,砝码 100 g(10 只),钼丝,不锈钢丝,导线总放大器,二维磁力滑座(横向 15 mm,俯仰 10 mm).

仪器的结构如图 3-1-1 所示.

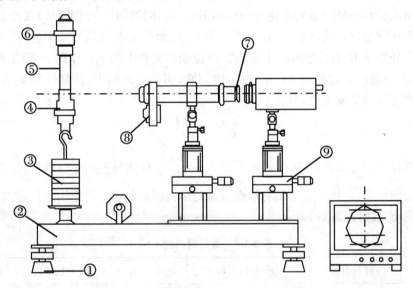

图 3-1-1

平台②由四个可调底脚①支撑,砝码③摆放在砝码支架上,两个磁力滑座⑨沿导轨安置在平台②上,两个力柱⑤固定在台面上,将上夹头⑥和下夹头④分别套在横梁上,横梁沿立柱可上下移动,下夹头④在横梁内上下活动自如,砝码托盘挂在下夹头④底部,可将砝码轻轻放在托盘中,将显微镜组对准"十"字叉丝板⑦,接通

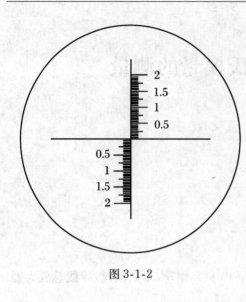

图 3-1-2

照明光源⑧,用眼睛直接可以看到分划板像如图3-1-2所示.增加或减少砝码"十"字叉丝像可上下移动,将观察仪对准显微镜进行微调后,就可在监视器上观察到被测线材的长度变化(△L).

仪器的分划板如图3-1-2所示.

【实验原理】

物体在外力作用下都要或多或少地发生形变.当形变不超过某一限度时,撤走外力,形变能够随之消失,这种形变称之为"弹性形变".发生弹性形变时,物体内部产生恢复原状的内应力.弹性模量是反映材料形变与内应力关系的物理量.本实验用拉伸法测量弹性模量,研究拉伸正应力与线应变的关系.

本实验讨论最简单的形变——拉伸形变,即棒状物体(或金属丝)仅受轴向外力作用而发生伸长的形变.设有一长度为 L、截面积为 S 的均匀金属丝,沿长度方向受一外力 F 作用后金属丝伸长 ΔL.单位横截面积上的垂直作用力 F/S 称为正应力,金属丝的相对伸长 $\Delta L/L$ 称为线应变.实验结果指出,在弹性形变范围内,正应力与线应变成正比,即

$$\frac{F}{S} = E \frac{\Delta L}{L}$$

这个规律称胡克定律.式中的比例系数 $E = \dfrac{F/S}{\Delta L/L}$ 称做材料的弹性模量.它表征材料本身的性质,E 越大发生相对形变所需的单位横截面积上的作用力也越大.常用材料的 E 值如表3-1-1所示.

表 3-1-1　常用材料的 E 值

材料名称	$E(\times 10^{10}$ Pa$)$	材料名称	$E(\times 10^{10}$ Pa$)$
生铁	7.35~8.34	钨	34.81
锻生铁	10.30	锡	3.92~5.30
可锻铸铁	15.20	铬	23.14~24.52
碳钢	19.61~20.59	银	6.86~7.85
镍铬刚、合金钢	20.59	铂	15.69~17.16

材料名称	$E(\times 10^{10}\ \text{Pa})$	材料名称	$E(\times 10^{10}\ \text{Pa})$
特种钢	21.57～23.54	锌	7.85～9.81
铸钢	17.16	钯	9.81～13.73
轧制纯钢	10.79	金	6.86～8.34

本试验测量的是钢丝的弹性模量,如果测得钢丝的直径为 D,则可将式 $E = \dfrac{F/S}{\Delta L/L}$ 式进一步写为

$$E = \frac{4FL}{\pi D^2 \Delta L}$$

测量钢丝的弹性模量的方法是将钢丝悬挂于上夹头,下夹头固定,下端加砝码对钢丝施力 F,测出钢丝相应的伸长量 ΔL,即可求出 E. 钢丝的长度 L 用钢尺测量,钢丝直径 D 用螺旋测微器测量,力 F 由砝码重力 $F = Mg$ 求出. ΔL 一般很小,约 10^{-1} mm 数量级,实验中采用 CCD 读数显微镜测量. 为了使测量 ΔL 更准确些,采用测量多个 ΔL 的方法以减少测量的随机误差,即在钢丝下端每加一个砝码测量一次拉伸位置,逐个累加砝码,逐次记录拉伸位置,通过数据处理求出 ΔL.

逐差法处理数据

如果用上述方法测量 10 次,得到相应的伸长位置,$y_1, y_2, \cdots, y_{10}$,如何处理数据,算出当时的伸长量 ΔL?

我们可以由相邻伸长位置的差值求出 9 个 ΔL,然后取平均值,则

$$\Delta L = \frac{(y_2 - y_1) + (y_3 - y_2) + \cdots + (y_{10} - y_9)}{9}$$

从上式可以看出中间各 y_i 都削去了,只剩下 $(y_{10} - y_1)/9$,用这样的方法处理数据,中间各次测量结果均未起作用. 为了发挥多次测量的优越性,可以改变一下数据处理的方法,把前后数据分成两组,y_1, y_2, y_3, y_4, y_5 为一组,$y_6, y_7, y_8, y_9, y_{10}$ 为另一组.

将两组中相应的数据相减,得出 5 个 L_i,$L_i = 5\Delta L$,则

$$\Delta L = \frac{(y_6 - y_1) + (y_7 - y_2) + (y_8 - y_3) + (y_9 - y_4) + (y_{10} - y_5)}{5 \times 5}$$

这种处理数据的方法称为逐差法,其优点是充分利用了所测数据,可以减小测量的随机误差,而且也可以减少测量仪器带来的误差. 因此是试验中常用的一种处理数据的方法.

【实验步骤】

1. 将平台用四个可调底脚调平,将被测线材用上、下夹头的螺旋机构加紧,上夹头及横梁固定在双立柱上端,下夹头及横梁固定在双立柱下端,调整螺钉使下夹头在横梁内无摩擦的上下自由移动,砝码托盘挂在下夹头底部,可随时加减砝码.

2. 接通照明灯源,将显微镜组插入磁力滑座内,调整高低位置沿导轨前后移动滑座,旋转目镜,用眼睛观察到清晰的"十"字叉丝像.

3. 用伸长法测杨氏模量公式:

$$E = \frac{FL}{S\Delta L}, \quad F = Mg$$

其中,M 为砝码质量,$S = \pi d^2/4$,d 为金属丝直径,ΔL 为金属丝长度变形量,L 为金属丝长度.

在砝码托盘上逐次加 100 g,对应的读数为 r_i,$i = 1, 2, 3, \cdots$.

再将所加砝码逐个减去,记下对应的读数 r_i',$i = 1, 2, 3, \cdots$.

测量金属丝长度和直径,利用公式计算 E 值.

【数据记录与处理】

测定钢丝长度及其伸长量,把测量到的数据记入表 3-1-2 中.

表 3-1-2　测钢丝长度 L 及其伸长量 ΔL

序号	$F_i (F_i = mg)$(N)	y_i (mm)		$l_i (l_i = y_{i+5} - y_i)$(mm)		$l_i (l_i = \dfrac{l_+ + l_-}{2})$ (mm)
		增砝码时	减砝码时	增砝码时 l_+	减砝码时 l_-	
1	$0.100 \times 1 \times 9.80$					
2	$0.100 \times 2 \times 9.80$					
3	$0.100 \times 3 \times 9.80$					
4	$0.100 \times 4 \times 9.80$					
5	$0.100 \times 5 \times 9.80$					
6	$0.100 \times 6 \times 9.80$					
7	$0.100 \times 7 \times 9.80$					$\bar{l} = \dfrac{\sum\limits_{i=1}^{5} l_i}{5}$
8	$0.100 \times 8 \times 9.80$					
9	$0.100 \times 9 \times 9.80$					
10	$0.100 \times 10 \times 9.80$					$= \underline{\qquad}$ mm

仪器编号_____;钢丝长度 $L = $ _____ mm.

用计算器的统计功能可直接求出 $\bar{l}$ 及标准偏差 s_l. 同时还要考虑仪器的误差, 本实验读数显微镜测某一位置 y_i 的仪器误差为 $0.01\ \text{mm}$, 因此用它测一段伸长量 $l = y_{i+5} - y_i$, 则 l 的仪器误差 $\Delta_{l仪} = \sqrt{(\Delta_{y_{i+5}仪})^2 + (\Delta_{y_i仪})^2} = \sqrt{2} \times 0.01\ \text{mm}$. 由 s_l 和 $\Delta_{l仪}$ 这两项的平方和两根便可求出 l 的不确定度. 由于 $l = 5\Delta L$, 也可进一步求出 ΔL 的不确定度, 写出 $\Delta L \pm \Delta_{l仪}$.

测定钢丝直径, 把需要测量的数据记入表 3-1-3 中.

表 3-1-3　测钢丝直径 D

序号	1	2	3	4	5	6
$D(\text{mm})$						

测定螺旋测微器的零点 $d(\text{mm})$.

测量前＿＿＿＿＿, ＿＿＿＿＿, ＿＿＿＿＿
测量后＿＿＿＿＿, ＿＿＿＿＿, ＿＿＿＿＿ $\Big\}$, 平均值 $\bar{d} = $ ＿＿＿＿＿ mm.

钢丝的平均直径 $\bar{D} = $ ＿＿＿＿＿ mm, $s_D = $ ＿＿＿＿＿ mm.

螺旋测微器示值误差 $\Delta_{仪} = 0.004\ \text{mm}$.

写出测量结果 $D \pm \Delta D$.

总不确定度计算

由公式 $E = \dfrac{4FL}{\pi D^2 \delta L}$ 推导出 E 的相对不确定度的公式:

$$\frac{\Delta E}{E} = \sqrt{\left(\frac{\Delta F}{F}\right)^2 + \left(\frac{\Delta L}{L}\right)^2 + \left(\frac{2\Delta D}{D}\right)^2 + \left(\frac{\Delta_{\Delta L}}{\Delta L}\right)^2}$$

实验室给出的 $\Delta E/E = 0.5\%$, $\Delta L = 0.05\ \text{mm}$, 其余的 ΔD、$\Delta_{\Delta L}$ 项按自己的数据处理所得值代入, 计算出 $\Delta E/E$ 及 ΔE, 写出最后结果 $E \pm \Delta E$ 及单位.

【注意事项】

1. 注意维护金属丝平直, 以保持其在实验中处于垂直状态.
2. 加取砝码要轻拿轻放, 待被测丝不动时再测量数据.

3-2　测定液体的黏度

在稳定流动的液体中,由于各层液体流速不同,互相接触的两层液体之间有力的作用.这个力使流速较快的液层减速,使流速较慢的液层加速.两个相邻层之间的作用力称为内摩擦力或黏滞阻力.液体的这一性质称为黏性.

实验指出,黏性力 f 与两流层的接触面积 S 以及该处沿法线方向的速度梯度 dv/dx 成正比,即牛顿黏滞定律:

$$f = \eta S \frac{dv}{dx}$$

式中,η 称为黏度(内摩擦系数),单位是帕斯卡·秒(Pa·s).

测量黏度的主要方法有:比较法、落球法、落针法、旋转圆筒法和毛细管法等.

方法 1　比　较　法

【实验目的】

1. 掌握用奥氏黏度计测定液体黏度的方法.
2. 掌握测量误差的计算方法.

【实验器材】

奥氏黏度计,秒表,比重计,烧杯,温度计,小量筒,酒精,洗耳球,橡皮管.

【实验原理】

在实际液体流过等截面水平毛细管时,设管的内半径为 r,管长为 L,管两端的压强差为 ΔP,液体的黏度为 η,在 t 秒内流经毛细管的液体体积为 V,流量为 Q,根据泊肃叶公式可知:

$$Q = \frac{\pi r^4 \Delta P}{8 \eta L} \tag{3-2-1}$$

$$V = \frac{\pi r^4 \Delta P}{8 \eta L} \cdot t \tag{3-2-2}$$

如果用实验的方法测出 V、r、ΔP、t 和 L,则可求得液体的黏度

$$\eta = \frac{\pi r^4 \Delta P}{8 V L} \cdot t \tag{3-2-3}$$

用上述方法虽可测定 η,但因所测量过多,误差较大.为此德国物理化学家奥斯华尔德(Ostwald)设计出了奥氏黏度计(Ostwald viscometer),采用比较法进行测量.

本实验所用奥氏黏度计如图 3-2-1 所示.它是一个 U 形玻璃管,玻璃管的一侧有一段毛细管 C,其上为一小玻璃泡 B,在小玻璃泡的上、下两端分别有两条刻线 I_1、I_2.

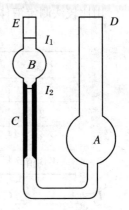

实验时将一定体积的液体从大管口 D 注入 A 泡内,再由小管口 E 将液体吸入 B 泡中,直至液面升高到刻痕 I_1 以上.因两边液面的高度不同,B 泡内液体会经毛细管 C 流回 A 泡,液面由刻痕 I_1 降到刻痕 I_2 所需的时间 t 是可测量的.

取相同体积且黏度分别为 η_1 和 η_2 的两种液体,在相同条件下,由于重力的作用,流过黏度计的毛细管 C,分别测出所需时间 t_1 和 t_2,由于两种液体体积相同,所以在两过程中液面的高度差 Δh 对应相等,r、L、V 诸量均相同,所以 $\Delta P_1 / \Delta P_2 = \rho_1 / \rho_2$,式中,$\rho_1$、$\rho_2$ 分别为两种液体的密度.根据式(3-2-3)可得:

图 3-2-1　奥氏黏度计

$$\eta_2 = \frac{\rho_2 t_2}{\rho_1 t_1}\eta_1 \tag{3-2-4}$$

通常用蒸馏水与待测液体(如酒精)比较,水的比重、黏度可由有关手册中查出,通过实验测出 t_1、t_2 和 ρ_1、ρ_2,由式(3-2-4)可求待测液体(酒精)的黏度 η_2.

【实验步骤】

1. 用蒸馏水将黏度计洗净,使毛细管畅通.
2. 用量筒量一定体积(10 ml)的蒸馏水,由大管口 D 注入 A 泡中.
3. 用洗耳球从小管口 E(用橡皮管套在小管口 E 上)将水吸入 B 泡中,使其液面升到刻痕 I_1 以上(尽可能接近 I_1).
4. 取下洗耳球,使 B 泡中液体流回 A 泡,用秒表记录液面从刻痕 I_1 下降到刻痕 I_2 所需的时间 t_1.
5. 重复测量三次,求 t_1 的平均值.
6. 记录当时水的温度,并从附表中查出相应的黏度值.
7. 将水倒出,用少量酒精洗涤黏度计,然后把它倒入回收瓶.
8. 用相同于步骤(2~6)的方法,测出酒精液面从刻痕 I_1 下降到刻痕 I_2 所需的时间 t_2,重复测量三次并记下当时酒精的温度.
9. 用比重计测量水和酒精的密度 ρ_1、ρ_2.
10. 将所得各值代入公式(3-2-4),即可求得酒精的黏度.

【数据记录与处理】

用比较法测定液体黏度,把测量到的数据记入表 3-2-1 中.

表 3-2-1　比较法测液体的黏度

次数	$t_1(s)$	$\Delta t_1(s)$	$t_2(s)$	$\Delta t_2(s)$
1				
2				
3				
平均值				

$T = \underline{\hspace{2cm}}$ ℃ ,　　　　　　$\eta_1 = \underline{\hspace{2cm}}$ Pa・s.

$\rho_1 = \underline{\hspace{2cm}}$ kg/m^3 ,　　　　$\rho_2 = \underline{\hspace{2cm}}$ kg/m^3 .

$\bar{\eta} = \eta \dfrac{\rho_2}{\rho_1} \dfrac{\overline{t_2}}{\overline{t_1}} = \underline{\hspace{2cm}}$ Pa・s,　　　$E = \dfrac{\overline{\Delta t_1}}{\overline{t_1}} + \dfrac{\overline{\Delta t_2}}{\overline{t_2}} = \underline{\hspace{2cm}}$ %.

$\overline{\Delta \eta_2} = E \overline{\eta_2} = \underline{\hspace{2cm}}$ Pa・s,　　　$\eta_2 = \overline{\eta_2} \pm \overline{\Delta \eta_2} = \underline{\hspace{2cm}}$ Pa・s.

【注意事项】

1. 为了便于观察、记录和比较,实验过程中黏度计必须保持竖直放置,眼睛须平视刻痕 I_1 和 I_2.

2. 调换被测液体时,必须先用待测液体冲洗仪器,以免管中残留其他液体.

3. 测量时黏度计内的液体中不能有气泡,同时应注意避免影响黏度计内液体的温度.

4. 奥氏黏度计下端弯曲部分很容易折断,不要紧握两管或各执一管,只能捏住大管一侧,以免损坏.

方法 2　落　球　法

【实验目的】

学习用落球法测定甘油的黏度.

【实验器材】

物理天平,大量筒,金属小球,米尺,螺旋测微器,甘油,秒表,游标卡尺,比重计,温度计.

【实验原理】

如果半径为 r 的光滑圆球在无限广延的液体中以速度 v 运动,那么它将受到一个与速度方向相反的内摩擦力作用,按照斯托克斯定律,这个力的大小为:

$$f_r = 6\pi\eta r v \qquad (3\text{-}2\text{-}5)$$

式中,η 为该液体的黏度,它与球的质料无关,但受温度影响较大.黏度较大的液体的 η 值可以通过测量小球在液体中的收尾速度求得.

设球的质量为 m,体积为 V,液体的密度为 ρ.当小球在液体中下降时,其受力情况如图 3-2-2 所示.由式(3-2-5)可知内摩擦力 f_r 的大小随 v 的大小增大而增大,当重力、浮力和内摩擦力的合力为零时,小球做匀速直线运动,此时

$$mg - \rho Vg - f_r = 0 \qquad (3\text{-}2\text{-}6)$$

这时的速度称为收尾速度.由式(3-2-5)和式(3-2-6)可导出

$$\eta = \frac{(m - \rho V)g}{6\pi r v} \qquad (3\text{-}2\text{-}7)$$

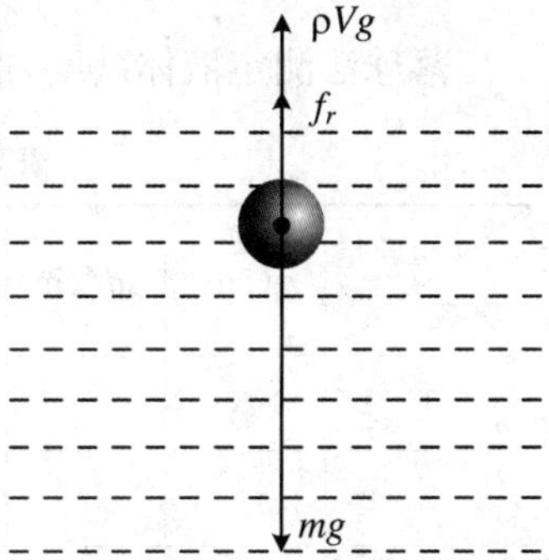

图 3-2-2　小球的受力

如果球匀速下降距离 S 所需的时间为 t,则速度 $v = S/t$.

本实验中小球不是在无限宽广的液体中下降,而是在一定大小的圆筒内下降,即筒的直径和液体的深度都是有限的.由于边界效应的影响,球在圆筒内下降速度比在无限广延的液体中小,因此必须用修正因子 β 对所测得的速度 v 进行修正,即式(3-2-7)中的 v 以 βv 代替.

由实验可得 $\beta = 1 + 2.4d/D$,式中 D 为圆筒的内直径,d 是小球的直径.

$$\eta = \frac{(m - V\rho)g}{3\pi d\left(1 + 2.4\dfrac{d}{D}\right)} \cdot \frac{t}{s} \qquad (3\text{-}2\text{-}8)$$

【实验步骤】

1. 用物理天平称出 10 个小钢球的总质量,求得其平均质量 m.

2. 用螺旋测微器测小球直径 d 三次,求出 d 的平均值及平均绝对误差.用游标卡尺沿不同的方向测量量筒的内径三次,分别记为 D_1、D_2 和 D_3,求出它们的平均值.

3. 使量筒成铅直状态,在液面下 2 cm 左右处做一标记 A,在量筒底部以上 2 cm 左右处再做另一标记 B.

4. 用秒表测小球在 *AB* 段下落所经历的时间 *t*,用米尺测量 *AB* 段的长度 *S*,各测三次,分别求出平均值和平均绝对误差.

5. 用温度计测出甘油的温度 *T*.

6. 用比重计测出甘油的密度 ρ.

7. 将数据代入式(3-2-8),求出 $\overline{\eta}$、E、$\overline{\Delta\eta}$ 并写出 η 的标准表达式.

8. 实验结束后用磁铁从筒壁外取出小钢球.

【数据记录与处理】

用落球法测定液体黏度,把测得的数据记入表 3-2-2 中.

表 3-2-2　落球法测液体的黏度

物理量 次数	d(cm)	Δd(cm)	S(cm)	ΔS(cm)	t(s)	Δt(s)	D(cm)	ΔD(cm)
1								
2								
3								
平均值								

$\rho =$ _____ kg/m³, 　$T =$ _____ ℃.

$$\overline{\eta} = \frac{(m - V\rho)g}{3\pi d\left(1 + 2.4\dfrac{d}{D}\right)} \cdot \frac{t}{s} = \underline{\qquad\qquad} \text{Pa} \cdot \text{s}.$$

$$E = \frac{\overline{\Delta t}}{t} + 2\frac{\overline{\Delta d}}{d} + \frac{\overline{\Delta S}}{S} = \underline{\qquad\qquad} \%, \quad \overline{\Delta\eta} = E \cdot \overline{\eta} = \underline{\qquad\qquad} \text{Pa} \cdot \text{s}.$$

$$\eta = \overline{\eta} \pm \overline{\Delta\eta} = \underline{\qquad\qquad} \text{Pa} \cdot \text{s}.$$

表 3-2-3～表 3-2-5 给出了水、酒精、甘油的标准黏度,可与实验数据相对照.

表 3-2-3　水的黏度($\times 10^{-3}$ Pa·s)

温度(℃)	0	1	2	3	4	5	6	7	8	9
0	1.787	1.728	1.671	1.618	1.567	1.519	1.472	1.428	1.386	1.346
10	1.307	1.271	1.235	1.202	1.169	1.136	1.109	1.081	1.053	1.027
20	1.002	0.978	0.955	0.932	0.911	0.890	0.807	0.851	0.833	0.815
30	0.798	0.781	0.765	0.749	0.734	0.719	0.705	0.691	0.678	0.665

表 3-2-4　酒精的黏度(×10⁻³ Pa·s)

温度(℃)	0	5	10	15	20	25	30	35	40
黏度	1.793	1.623	1.466	1.332	1.200	1.096	1.003	0.914	0.834

表 3-2-5　甘油的黏度(×10⁻³ Pa·s)

温度(℃)	0	6	15	20	25	30
黏度	12110	6260	2330	1490	954	629

如果测量的温度有小数部分,常用内插法进行处理.例如求 22.6 ℃时水的 η 值,方法如下：

$$\eta_{22.6} = 0.955 \times 10^3 + 0.6 \times (0.932 - 0.955) \times 10^3 = 0.941 \times 10^3 (\text{Pa·s})$$

【注意事项】

1. 小球应沿大量筒的中轴线放入到甘油中,且放入小球的间隔时间应在 3 分钟以上.

2. 实验结束后用磁铁将小球从大量筒中取出.

【思考题】

1. 用比较法测量黏度有什么优点? 要注意的地方有哪些?

2. 用落球法测量黏度,影响其精确度的因素有哪些?

3. 对黏度差别很大的液体,为什么要用不同的测量方法?

4. 小球为什么要从中轴线下落?

3-3 声速的测量

【实验目的】

1. 掌握信号发生器和电子示波器等常用仪器的使用方法.
2. 了解有关超声换能器的初步知识.
3. 掌握测量声速的原理和方法.

【实验器材】

主机(测量范围:0~150 mm,精度:0.01 mm),压电式换能器两对,液槽一个,反射板,三通,信号源,示波器.

【实验原理】

通常超声波的频率范围在 $2×10^4$~$5×10^9$ Hz 之间.由于超声波频率较高,波长较小,因而其方向性较好,穿透本领较大.正是因为超声波具有这些特性,所以在医学领域中有广泛的应用.例如:超声波碎石、超声波无损探伤、B 型超声等.产生超声波的方法很多,在医用的超声仪器中,常用的超声波发生器主要是由高频脉冲发生器和压电式换能器两部分组成,如图 3-3-1 所示.

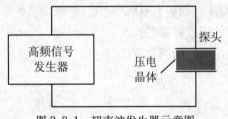

图 3-3-1　超声波发生器示意图

高频脉冲发生器用以产生高频电振荡.压电式换能器是进行能量转换的器件,是根据某些晶体的压电效应制成的,可将声波能量与其他能量互相转换.将其他形式的能量转换为声能的换能器称为发射换能器;反之,把声能转换为其他能量的换能器称为接收换能器.工业上常将换能器简称为探头.在实际应用中,超声波常用于测距、定位、测液体流速、测材料的弹性模量以及测气体温度瞬间变化等.超声波的传播速度的测量对此具有重要作用.

声波的传播速率 v 与声波频率 f 以及波长 λ 之间的关系为 $v = \lambda f$.测出声波的频率和波长就可求出声速,其中声波频率可以通过测量信号源的振动频率得出,本实验的主要任务是测量声波的波长.

1. 空气中声速测量的几种方法

在理想气体中声波的传播速率为 $v_0 = 331.5$ m/s,在实际的气体中的传播速度为:

$$v = v_0 \sqrt{\left(1 + \frac{t}{T_0}\right) \times 0.312\,9 \times \frac{rP_s}{P}}$$

式中,v 为干燥气体中的声速,P_s 为 $t\ ℃$ 时的饱和蒸汽压,$P = 1.013 \times 10^5$ Pa,t 为室温,$T_0 = 237.15$ K.

$$v = 331.5 \sqrt{1 + \frac{t}{T_0}}\quad \text{m/s}\quad (实验条件)$$

上式可作为空气中声速的理论计算公式.

(1) 共振干涉法

由发射换能器发出的声波近似于平面波,经空气传播到达前方的接收换能器,如果接收面与发射面平行,入射波即在接收面上垂直反射,在接收面上的反射波到达反射面上时又可再次反射回去,声波将在两端面之间往返且多次叠加.在一定条件下,发射换能器与接收换能器之间产生共振现象,形成驻波,反射面处于位移的波节,声压的波腹,驻波的波长与声波的波长相等.共振干涉法线路示意图如图3-3-2所示.

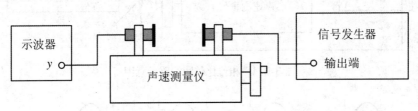

图 3-3-2　共振干涉法线路示意图

当发生共振时,接收换能器端面处近似为波节,接收到的声压最大,经接收换能器转换成的信号也最强.声压变化和接收换能器位置之间的关系可从实验中测出,当接收换能器端面移动到某个共振位置时,示波器上出现最强的电信号波形,继续移动接收换能器将再次出现最强的电信号,则相邻两次共振位置之间的距离为 $\lambda/2$,如图 3-3-3 所示.因此,若保持信号源频率 f 不变,移动接收换能器(或发射换能器),依次测量出接收信号极大位置为 $l_1, l_2, l_3, \cdots$,则可求出声波的波长 λ,则波速 $v = \lambda f$.

(2) 相位比较法

沿波的传播方向上的任何两点,如果其振动状态相同(同相),或者说其相位差为 2π 的整数倍,这两点的距离应为波长的整数倍,即 $L = n\lambda$.

由于发射换能器发出的是近似于平面波的声波,当接收换能器端面垂直于波的传播方向时,其端面各点都具有相同的相位.当沿波的传播方向移动接收换能器

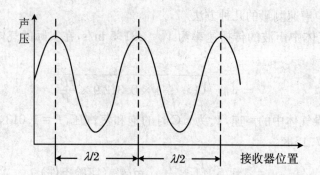

图 3-3-3　声压变化与接收器位置之间的关系

时,总可以找到一个位置使接收的信号与发射的信号同相.继续移动接收换能器,直到接收的信号再一次和发射的信号同相时,接收换能器移过的这段距离必然等于声波的波长 λ,则波速 $v = \lambda f$.如图 3-3-4 和图 3-3-5 所示.

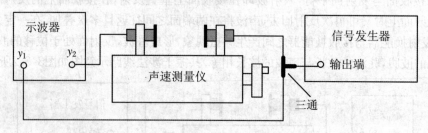

图 3-3-4　相位比较法线路示意图

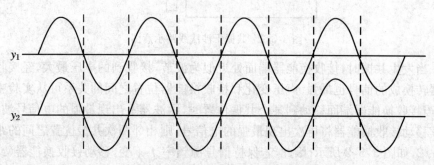

图 3-3-5　双踪示波器相位比较示意图

（3）反射法

将发射换能器和接收换能器并排放置,在两换能器的前方放一反射板.如图 3-3-6所示.设声源的振动方程为 $x = A\cos\omega t$,那么传播到接收换能器处的振动将是两个简谐振动叠加的结果.即

$$x = x_1 + x_2 = A_1\cos(\omega t + \varphi_1) + A_2\cos(\omega t + \varphi_2)$$

式中,x_1 为直射波在接收点的振动方程,x_2 为反射波在接收点的振动方程.

由两个同方向同频率简谐振动的合成结果:$\Delta\varphi = 2k\pi$ 时合振幅取极大值.由于声源的初相位不变,$\Delta\varphi = 2s \cdot 2\pi/\lambda$($s$ 为换能器与反射板之间距离).即 $s = k\lambda/2$ 时,合振幅取极大值.若反射板在 s_1 处时合振幅达到最大,则反射板由此向前(或向后)移 $\lambda/2$ 到达 s_2 处时,合振幅将再次达到极大值,连续移动反射板,可得到一系列合振幅极大值,记下使合振幅取极大值时反射板的位置,即可求出波长 λ,波速 $v = \lambda f$.如图 3-3-3 所示.

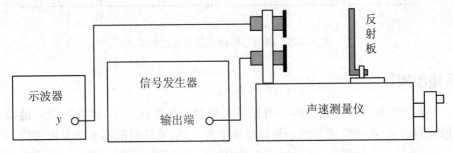

图 3-3-6　反射法线路示意图

2. 液体中声速的测量

在装有待测液体的液槽中,改变两换能器之间的距离时,被接收器反射回来的反射波对发射换能器的作用将发生周期性的变化,在一定条件下,发射换能器与接收换能器之间产生共振现象,形成驻波.如图 3-3-7 所示.当发射换能器射器与接收器间的距离等于半波长的整数倍时,在两换能器间的驻波强度可达极大值,由换能器输入到示波器中的信号亦可达到极大值.当改变两换能器间的距离时,示波器上呈现的信号波形大小将成周期性变化,相邻极大值(或极小值)间的距离等于 $\lambda/2$,设接收换能器从 x_1 处移动到 x_2 处时,出现了 n 个极大值,则可求出波长 λ,波速 $v = \lambda f$.如图 3-3-8 所示.

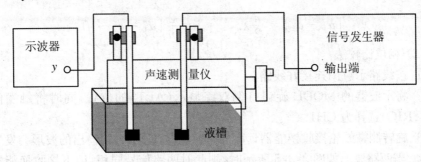

图 3-3-7　液体中声速测量示意图

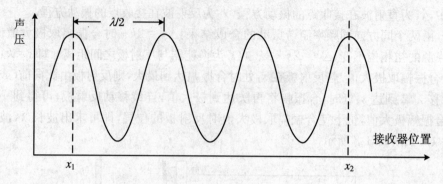

图 3-3-8　声压与接收器位置之间的关系

【实验步骤】

将实验线路连接好以后调节谐振频率是为了在此频率下,接收换能器能接收到最强的信号.调整换能器的谐振频率调节方法是:将两换能器彼此靠近到约 5 cm左右,调节信号源的频率,使示波器上的电压信号达到最大值,此时,信号源的输出频率即等于换能器的固有谐振频率.本实验中所用的测空气中声速的换能器的谐振频率在 $3.5 \times 10^4 \sim 4.5 \times 10^4$ Hz 之间,测水中声速的换能器的谐振频率在 $9.0 \times 10^4 \sim 9.5 \times 10^4$ Hz 之间.

1. 空气中声速的测量

(1) 共振干涉法

① 按线路示意图正确连接线路.

② 旋转测微鼓轮,使接收换能器远离发射换能器,当示波器上能显示的波形最大时,记取接收换能器的位置为 a_1,继续移动接收换能器,记录在移动的过程当中所显示波形极大的次数 n,当示波器上的波形再一次最大时,记取接收换能器上的位置为 a_2.

$$|a_1 - a_2| = \frac{n}{2}\lambda_n, \quad v_n = \frac{2}{n}|a_1 - a_2| \cdot f$$

(2) 相位比较法

① 按线路示意图连接好线路.

② 将示波器的 MODE 旋钮打倒双踪显示(ALT)的位置,同时将触发信号(INTTRIG)选择为 CH1.

③ 旋转测微鼓轮接收换能器远离发射换能器,此时 y_2 端输出的波形会发生水平移动,当两路波形如图 3-3-5 所示时,则此时两路信号同相,记下接收换能器的位置为 b_1,继续移动接收换能器,记录在移动的过程当中两路信号同相的次数 n,当示波器上两信号相位再一次相同时,记取接收换能器上的位置为 b_2.

$$|b_1 - b_2| = n\lambda_n, \quad v_n = \frac{|b_1 - b_2|}{n} \cdot f$$

（3）反射法

① 按示意图连接好实验线路.

② 旋转测微鼓轮,使接收换能器远离发射换能器.当示波器上能显示的波形最大时,记取接收换能器的位置为 d_1,继续移动接收换能器,记录在移动的过程当中所显示波形极大的次数 n,当示波器上的波形再一次极大时,记取接收换能器上的位置为 d_2.

$$|d_1 - d_2| = \frac{n}{2}\lambda_n, \quad v_n = \frac{2}{n}|d_1 - d_2| \cdot f$$

2. 液体中声速的测量(此时需要重新调节换能器的谐振频率,谐振频率的范围在 $7.5 \times 10^4 \sim 8.5 \times 10^4$ Hz)

① 按示意图连接好实验线路.

② 旋转测微鼓轮,使接收换能器远离发射换能器,当示波器上显示出的波形极大时,记取接收换能器的位置为 x_1,继续移动接收换能器,记录在移动的过程当中所显示波形极大的次数 n,当示波器上的波形再一次最大时,记取接收换能器上的位置为 x_2.

则声波波长为 $\lambda = 2 \times \dfrac{x_1 - x_2}{n}$,声速为 $v = \lambda f \dfrac{2(x_1 - x_2)}{n} \cdot f$.

【数据记录与处理】

用表 3-3-1 中三种方法对空气中声速的测量,并把测得的数据记入表中.

表 3-3-1　空气中声速的测量

1. 共振干涉法

| 次数 | 接收换能器的位置 | | 测量 n 数 | $\lambda = \dfrac{2}{n}\|a_1 - a_2\|$ | $v = \lambda f$ | $\overline{v}$ |
	起始 a_1 （mm）	终止 a_2 （mm）				
1						
2						
3						

2. 相位比较法

| 次数 | 接收换能器的位置 | | 测量 n 数 | $\lambda = \dfrac{\|b_1 - b_2\|}{n}$ | $v = \lambda f$ | $\bar{v}$ |
	起始 b_1 (mm)	终止 b_2 (mm)				
1						
2						
3						

3. 反射法

| 次数 | 接收换能器的位置 | | 测量 n 数 | $\lambda = \dfrac{2}{n}\|d_1 - d_2\|$ | $v = \lambda f$ | $\bar{v}$ |
	起始 d_1 (mm)	终止 d_2 (mm)				
1						
2						
3						

温度 $t = $ _____ ℃，信号发生器的频率 $f = $ _____ Hz．
对液体中声速测量，把测得的数据记入表 3-3-2 中．

表 3-3-2　液体中声速的测量

| 次数 | 接收换能器的位置 | | 测量 n 数 | $\lambda = \dfrac{2}{n}\|a_1 - a_2\|$ | $v = \lambda f$ | $\bar{v}$ |
	起始 x_1 (mm)	终止 x_2 (mm)				
1						
2						
3						

温度 $t = $ _____ ℃，信号发生器的频率 $f = $ _____ Hz．

【注意事项】

1. 本实验的测量工作是在谐振频率处，不论是位相法还是相位法，不能改变频率，因为实验中只提供了一种超声波换能器．

2. 本实验中应正确而仔细地记录温度,因为声速与温度有较大的关系.

3. 发射换能器和接收换能器要尽可能对准,而且与标尺方向平行.

4. 必须将信号发生器的输出信号频率调到与超声波的工作频率(或固有谐振频率)相同.这一点非常重要.相对来说,信号的幅度不是很重要.

5. 在测量的过程当中测微鼓轮要始终朝一个方向旋转,以避免回程误差.

【思考题】

1. 在空气中声速与气温的关系是什么?当气温下降时,声波的频率、波长是否都发生了变化?

2. 通过本实验说明为什么要在换能器共振的状态下测量声速?调节谐振频率的要点是什么?

3. 换能器的发射频率由什么决定?

4. 用共振干涉法测量声速,在接收换能器和发射换能器之间形成驻波,接收换能器在移动过程中,当示波器显示波形极大和极小时,接收换能器所在位置的介质质点振动位移和声压各处于什么状态?

3-4 人耳听阈曲线的测定

【实验目的】

1. 理解响度级与听阈曲线的物理意义.
2. 掌握测定人耳的听阈曲线的方法.
3. 掌握听觉实验仪的使用方法.

【实验器材】

EP304A 型听觉实验仪,立体声耳机.

【实验原理】

耳是人类的重要听觉器官,在不同强度和频率的声波刺激后可引起不同的听觉.听阈曲线是通过纯音听阈测试后,将不同频率的听阈值记录在一个标有横、纵坐标的图表上并连成的一条曲线,亦称听力图或听力表.听阈曲线一般是临床医生对听力损失情况做出诊断的主要参考依据.

1. 响度级和听阈曲线

描述声波能量大小的物理量为声强和声强级,单位时间内通过垂直于声波传播方向的单位面积的声波能量称为声强,用 I 来表示.声强级是声强的对数标度,它是根据人耳对声音强弱变化的分辨能力来定义的,用 L 来表示,常用单位为分贝,记为 dB. L 与 I 的关系为

$$L = 10\lg \frac{I}{I_0}$$

其中, $I_0 = 10^{-12}$ W/m² 为 1 000 Hz 声音的听阈值,称为标准参考声强.

无论是声强还是声强级,都是声波能量的客观描述.人耳对声音强弱的主观感觉称为响度,它随着声强的增加而增加,但两者并不是简单的线性关系,因为响度不仅取决于声强的大小,而且还与声波的频率有关.不同频率的声波在人耳中引起相等的响度时,它们的声强级并不相等.为了区分各种不同声音响亮程度,定义了响度级.选取频率为 1 000 Hz 纯音,其响度级在数值上就等于该频率的声强级,但响度级的单位不是分贝而是方(phon).将欲测的不同频率的声音与此基准声音比较,若被测声音听起来与基准声音的某个声强级一样响,这时该被测声音的响度级在数值上就等于该基准声音的声强级.例如:频率为 100 Hz、声强级为 72 dB 的声

音,与 1 000 Hz、声强级为 60 dB 的基准声音等响,则频率为 100 Hz 声强级为72 dB 的声音,其响度级为 60 phon.以频率的常用对数为横坐标,声强级为纵坐标,描绘出不同频率的声音与 1 000 Hz 的基准声音等响时的声强级与频率的关系曲线,即为等响曲线.图 3-4-1 表示正常人耳的等响曲线.

能引起人耳听觉的声音,不仅在频率上有一定范围,而且在声强上也有一定范围.就是说,频率在 20～20 000 Hz 以内的声波,其声强还必须达到一定量时才能引起人耳听觉.能引起人耳听觉的最低声强称为最低可闻声强,也称听阈.在可闻声波频率范围内,听阈值是不同的,听阈值依赖频率变化关系的等响曲线叫做听阈曲线.随着声强的增加,人耳感到声音的响度也提高了,当声强超过某一最大值时,声音在人耳中会引起痛觉,人耳可容忍的最大声强叫痛阈.对于不同频率的声波,痛阈值变化不大,痛阈值依赖频率变化关系的等响曲线叫做痛阈曲线.在图 3-4-1 中,由听阈曲线、痛阈曲线、20 Hz 和 20 000 Hz 线所围成的区域称为听觉区域.

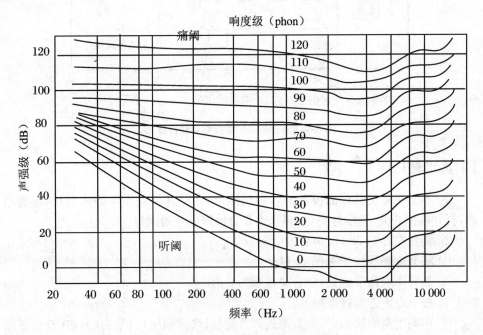

图 3-4-1　纯音的听觉域和等响曲线

2. 听觉实验仪原理

听觉实验仪采用微电脑控制,产生的信号送到功率放大器,就得到强度连续可调的电功率送到耳机,经耳机将电功率转变为同频率的机械波.通过改变频率和放大器的放大量,就可以分别测量不同人的左、右耳对不同频率纯音的响度级.听觉实验仪的面板如图 3-4-2 所示.

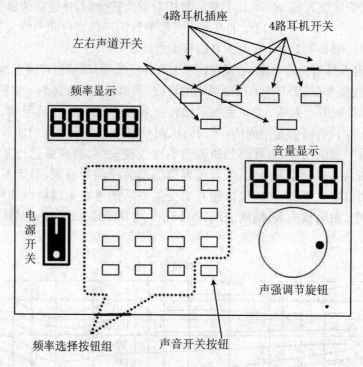

图 3-4-2　EP304A 型听觉实验仪面板

【实验步骤】

1. 熟悉听觉实验仪面板上的各键功能.在 4 路耳机插座中插入耳机,接通电源,打开电源开关,指示灯亮后,再预热 5 分钟即可开始测量.

2. 测量左耳对 25 Hz 声音的听阈值 $L_左$.

① 将频率选择按钮选择 25 Hz.

② 旋转声强调节旋钮,使音量显示为 0 dB.

③ 按下左声道选择按钮.

④ 用响度渐增法测定:调节声强调节旋钮,将声强级(音量)从 0 dB 开始逐渐增大.当左耳刚刚听到声音时,记录下此时面板上音量显示的分贝值 L_1.

⑤ 用响度渐减法测定:调节声强调节旋钮,将声音从左耳能听到的某一响度开始,逐渐减小声音的响度.当左耳刚刚听不到声音时,记录下此时面板上音量显示的分贝值 L_2.

⑥ 令 $L_左 = (L_1 + L_2)/2$,求出平均值 $L_左$,并将其填入表 3-4-1 中.

3. 测左耳对其他 14 个不同频率声音的听阈值 $L_左$.将频率选择按钮分别选择

50 Hz、100 Hz、200 Hz、400 Hz、800 Hz、1 000 Hz、2 000 Hz、4 000 Hz、8 000 Hz、10 000 Hz、12 000 Hz、14 000 Hz、18 000 Hz、20 000 Hz 处,重复实验步骤 2,分别测得左耳对各自频率声音的听阈值 $L_左$,记在表 3-4-1 相应位置处.

4. 测右耳对不同频率声音的听阈值 $L_右$,重复实验步骤 2 和 3,分别测得右耳对 15 个不同频率声音的听阈值,记在表 3-4-2 中.

5. 作听阈曲线. 以频率的常用对数 $\lg f$ 为横坐标,听阈值 L 为纵坐标,将测到的各点连成曲线,分别做出左耳和右耳的听阈曲线.

【数据记录与处理】

表 3-4-1　左耳对不同频率纯音的听阈值

f(Hz)	25	50	100	200	400	800	1 000	2 000	4 000	8 000	10 000	12 000	14 000	18 000	20 000
$\lg f$	1.4	1.7	2.0	2.3	2.6	2.9	3.0	3.3	3.6	3.9	4.0	4.08	4.15	4.26	4.30
响度渐增法L_1 (dB)															
响度渐减法L_2 (dB)															
$L_左$ (dB)															

表 3-4-2　右耳对不同频率纯音的听阈值

f(Hz)	25	50	100	200	400	800	1 000	2 000	4 000	8 000	10 000	12 000	14 000	18 000	20 000
$\lg f$	1.4	1.7	2.0	2.3	2.6	2.9	3.0	3.3	3.6	3.9	4.0	4.08	4.15	4.26	4.30
响度渐增法L_1 (dB)															
响度渐减法L_2 (dB)															
$L_右$ (dB)															

【注意事项】

1. 为避免外界声音对测量的影响,实验室内应保持安静.

2. 每次打开电源开关,仪器将自动把音量设置在"40"分贝,而音频信号则设置在关的状态,显示"00".

3. 禁止在实验中频繁插拔耳机插头,以免仪器损坏.

4. 开机前,请确认所使用的电源在交流 198~242 V 所规定的范围内,否则可能导致仪器受损.

【思考题】

1. 若某人的听阈曲线相对于图 3-4-1 中听阈曲线的位置向上移了一些,这说明了什么?

2. 图 3-4-1 中,等响曲线是一组曲线而并不是一组直线,这说明了什么?

3. 有人说 40 dB 的声音听起来一定会比 30 dB 的声音更响一些,你认为对不对?

3-5 测定水的表面张力系数

【实验目的】

1. 学会用"拉脱法"测定液体表面张力系数.
2. 了解焦利簧秤的构造和使用方法.
3. 通过实验加深对液体表面现象的认识.

【实验器材】

焦利簧秤 1 台,∩形金属丝一个,1 g 重的砝码 1 只,镊子一把,玻璃杯 1 个,温度计一支,酒精灯 1 个,游标卡尺 1 把,蒸馏水 100 ml.

【实验原理】

液体与空气接触的面称为液体表面,简称液面.由于液面内的液体分子分布比液体内部稀疏,所以液面内分子间的相互作用表现为引力,这使得液面形成一层张紧的薄膜,其上存在一种张力,使液面有缩小的趋势,我们把这种张力称为表面张力.液面为平面,表面张力在面内;液面若为曲面,表面张力在曲面的切面内.无论是平面还是曲面,表面张力的方向总是与所选取的分界线垂直.表面张力的大小与分界线长度成正比,即

$$f = \alpha L \tag{3-5-1}$$

式中,L 为分界线长度,α 称为表面张力系数.α 等于单位长度分界线上的表面张力,单位为牛顿/米(N/m).

不同种类的液体 α 值不同;同一种液体的 α 值随温度的升高而减小;液体不纯净 α 值也会改变.

如图 3-5-1(a)所示,将∩形金属丝浸入液体中,然后慢慢拉起,这时在金属丝内形成了一层薄膜.

从侧面观察,如图 3-5-1(b)所示,此时金属丝受到三个力的作用:拉力 F、重力 W 和表面张力 $2f$.在竖直方向受力平衡时有

$$F = 2f\cos\theta + W \tag{3-5-2}$$

式中,θ 为 f 与竖直方向的夹角.当缓慢地往上拉动金属丝,θ 角将逐渐减小,当液膜被拉断的瞬间 $\theta = 0$,此时拉力 F 增至最大值 F_m.

$$F_m = 2f + W = 2\alpha L + W \qquad (3\text{-}5\text{-}3)$$

于是有

$$\alpha = \frac{F_m - W}{2L} \qquad (3\text{-}5\text{-}4)$$

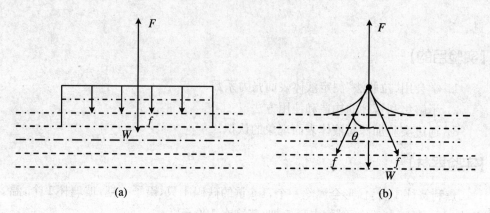

图 3-5-1 ∩形金属丝受力示意图

利用焦利簧秤可测出 $F_m - W$ 的大小. 设弹簧挂上金属丝后的读数为 X_0，将金属丝浸入水中，再慢慢拉起，直至液膜拉脱，此时弹簧的读数为 X，则

$$F_m - W = K(X - X_0) = K \cdot \Delta X$$

因此有

$$\alpha = \frac{K \cdot \Delta X}{2L} \qquad (3\text{-}5\text{-}5)$$

式中，K 为弹簧的倔强系数. 用焦利簧秤分别测出 K 和 ΔX，用游标卡尺测出 L 即可得 α.

上述测量液体表面张力系数的方法，称为"拉脱法".

【仪器构造】

焦利簧秤是一种非常精细的弹簧秤，其装置如图 3-5-2 所示.

A 为金属圆筒支架，它的上端刻有游标 C. A 内套装一金属圆杆 B，B 也是标尺，其上刻有毫米分度，与游标组成游标尺. 借助旋钮 D 可调节 B 杆使其升降，升降的高度可从游标尺上读出. 精细的弹簧 E 悬挂在上端的横梁 M 上，E 下端挂一平面反射镜 F，穿过固定在支架上的竖直玻璃管 G. 玻璃管 G 和反射镜 F 上均刻有水平标线. 做实验时，升降 B 杆或上下移动 G，可使玻璃管 G 上的水平标线及其在反射镜 F 中的像和反射镜 F 上的水平标线三者始终保持重合（即实验步骤中的"三线重合"）. F 下端可挂砝码盘或金属丝. 托盘平台 H 通过支架固定于 A 杆下部，借助松紧夹，可使其沿 A 杆上下移动，以调节其高度，还可通

过调节螺丝 R 进行上下微调.底脚螺丝 W 用以调整金属管 A 处于铅直状态,使 F 与 G 间无摩擦.

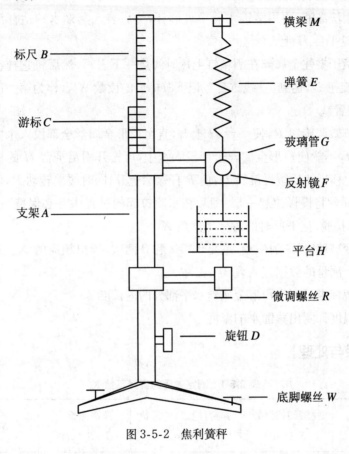

图 3-5-2　焦利簧秤

【实验步骤】

1. 测定弹簧的倔强系数 K

① 按图 3-5-2 装置,调整底脚螺丝 W 使仪器处于铅直状态,并让反射镜 F 无摩擦地穿过玻璃管 G.在 F 下端挂上砝码盘,旋转 D 使得"三线重合"(见仪器构造).此时游标尺上读数为 S_0,将 S_0 作为弹簧的初始值记入表 3-5-1.

② 在砝码盘上放 1 g 砝码,弹簧 E 被拉长,反射镜 F 下降,此时"三线重合"被破坏.调节 D 再次达到"三线重合".记下此时游标尺的读数 S,则 $\Delta S = S - S_0$ 为弹簧在 1 g 砝码的重力作用下的伸长量.由胡克定律可求出弹簧的倔强系数 K,即

$$K = \frac{F}{\Delta S} \tag{3-5-6}$$

③ 改变玻璃管 G 的位置,重复做三次,将数据记入表 3-5-1 中.取下砝码盘.

2. 测定水的表面张力系数 α

① 先用洗涤液,再用蒸馏水洗净玻璃杯,然后装入蒸馏水约达杯深的四分之三,置于托盘平台 H 上.

② 用镊子夹住金属丝在酒精灯上短时间烧一下去污,然后将它挂在反射镜 F 下端.调节旋扭 D,达到"三线重合".记下游标尺的读数 X_{01}(作为第一次测量的弹簧的初始位置).

③ 调节微调旋钮 R,使平台 H 上升,直至 $\cap$ 形金属丝全部没入水中.(若调节微调旋钮 R,不能使 $\cap$ 形金属丝全部没入水中,可松开固定平台 H 的松紧夹把平台 H 适当上移).然后缓慢旋转 D,使 B 杆徐徐上升,同时缓慢转动 R,使玻璃杯下降,这时金属丝将慢慢拉起一层水膜.在水膜拉起的过程中务必保持"三线重合",直至水膜被拉脱.记下此时的游标尺读数 X_1.

④ 改变玻璃管 G 的位置,重复步骤 2 和 3 两次,读出相应的 X_{02}、X_2 及 X_{03}、X_3 并将三次测量的数据记入表 3-5-2 中.

⑤ 用游标卡尺测出 $\cap$ 形金属丝水平部分的内长度 L.

⑥ 用温度计测出蒸馏水的温度.

【数据记录与处理】

表 3-5-1　测定弹簧的倔强系数 K

次数	弹簧初始读数 S_0(cm)	弹簧伸长后的读数 S(cm)	弹簧伸长量 $S - S_0$(cm)	ΔS(cm)
1				
2				
3				
平均值				

$$\overline{K} = \frac{mg}{\Delta S} = \underline{\hspace{3cm}} \text{N/m}.$$

表 3-5-2　测定水的表面张力系数 α

次数	弹簧的初始读数 X_0(cm)	液膜拉脱时读数 X(cm)	弹簧伸长量 $X - X_0$(cm)	ΔX(cm)
1				
2				
3				
平均值				

$T = \underline{\hspace{2cm}}$ ℃, $L = \underline{\hspace{2cm}}$ m, $\alpha_0 = \underline{\hspace{2cm}}$ N/m.

$\overline{\alpha} = \dfrac{\overline{K} \cdot \overline{\Delta X}}{2L} = \underline{\hspace{2cm}}$ N/m.

绝对偏差 $\Delta \alpha = |\alpha_0 - \overline{\alpha}| = \underline{\hspace{2cm}}$ N/m.

相对偏差 $B = \dfrac{\Delta \alpha}{\alpha_0} \times 100\% = \underline{\hspace{2cm}}$.

【注意事项】

弹簧是易坏品,要轻拿轻放,不要拉、压,以防损坏.

【思考题】

1. 液体的表面张力系数受哪些因素的影响?

2. 为什么在拉膜的过程中要求始终保持"三线重合"直至拉脱为止?

3. 实验中,金属丝的形状若发生变化(如图 3-5-3 所示),对水的表面张力系数(表 3-5-3)的测量有何影响?

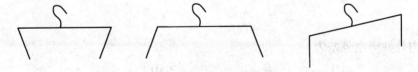

图 3-5-3　金属丝变形三例

表 3-5-3　水的表面张力系数($\times 10^{-3}$ N/m)

温度(℃)	0	1	2	3	4	5	6	7	8	9
0	75.64	75.50	75.36	75.21	75.07	74.93	74.79	74.65	74.50	74.36
10	74.22	74.07	73.93	73.78	73.63	73.49	73.34	73.19	73.04	72.90
20	72.75	72.59	72.28	72.28	72.12	71.97	71.81	71.65	71.49	71.34
30	71.78	71.02	70.69	70.69	70.53	70.37	70.21	70.05	69.88	69.72

3-6 用稳恒电流场模拟静电场

【实验目的】

1. 了解用稳恒电流场模拟静电场的可行性,掌握模拟的方法.
2. 测绘一些常用带电体的静电场的等势线和电场线.

【实验原理】

我们知道,带电体在其周围的空间产生电场.电场可用电场强度 E 或电势 U 在空间的分布来描述.由于标量在测量或计算上比矢量要简单得多,因此人们常用电势 U 来描述电场.但是,直接对静电场进行测量是一件相当困难的事情.首先由于静电场测量的灵敏度较低,因此只能测量很强的电场;其次是测量仪表对静电场有介入,导致电场发生畸变,使得测量值不再反映原电场的性质.理论和实验均证明,在一定条件下,导电介质中的稳恒电流场与静电场服从类似的规律.这就使我们可用稳恒电流场来模拟静电场.而稳恒电流场的电势分布是容易测量的.

下面我们通过无限长同轴电缆的例子对稳恒电流场模拟静电场的可行性从理论上给以验证.

设无限长同轴电缆内柱面半径为 r_a,外柱面半径为 r_b(见图 3-6-1),内外柱面均匀带有等量异号电荷,电荷线密度为 λ.由高斯定理容易求出距轴心为 r 处的场强为

$$E = \frac{\lambda}{2\pi\varepsilon_0 r} , \quad r_a < r < r_b \tag{3-6-1}$$

内外柱面电势差为

$$U_a - U_b = \int_{r_a}^{r_b} E \mathrm{d}r = \frac{\lambda}{2\pi\varepsilon_0} \int_{r_a}^{r_b} \frac{\mathrm{d}r}{r} = \frac{\lambda}{2\pi\varepsilon_0} \ln \frac{r_b}{r_a} \tag{3-6-2}$$

若将外柱面接地,即 $U_b = 0$,则

$$U_a = \frac{\lambda}{2\pi\varepsilon_0} \ln \frac{r_b}{r_a} \tag{3-6-3}$$

距轴心 r 处的电势为

$$U_r = \int_r^{r_b} E \mathrm{d}r = \frac{\lambda}{2\pi\varepsilon_0} \int_r^{r_b} \frac{\mathrm{d}r}{r} = \frac{\lambda}{2\pi\varepsilon_0} \ln \frac{r_b}{r} \tag{3-6-4}$$

两式比较有

$$U_r = U_a \frac{\ln (r_b/r)}{\ln (r_b/r_a)} \qquad (3\text{-}6\text{-}5)$$

式(3-6-5)表示同轴电缆内外柱面之间的静电场电势的分布规律.

为了模拟上述静电场,只要将一小段同轴电缆垂直插入导电液中,将内外柱面分别与稳恒直流电源的正负极相连,那么内外柱面的电势差为 $U_a - U_b$,则导电液中的离子在电场作用下移动形成稳恒电流,其间的电场即为稳恒电场,电势分布也是稳定的(见图 3-6-2).

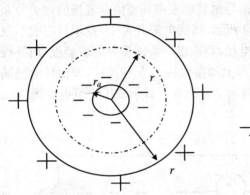

图 3-6-1　同轴电缆内外柱面间的静电场　　图 3-6-2　同轴电缆在导电介质中形成的稳恒电流场

设导电液深度为 h,电阻率为 ρ.为求得两柱面之间导电液的电阻,在离轴心 r 远的地方取一厚度为 $\mathrm{d}r$ 的柱面薄片,这一高为 h、厚度为 $\mathrm{d}r$ 的柱面薄片的导电液的电阻为

$$\mathrm{d}R = \rho \frac{\mathrm{d}r}{S} = \frac{\rho\, \mathrm{d}r}{2\pi h r} \qquad (3\text{-}6\text{-}6)$$

所以内外柱面间导电液的电阻为

$$R = \int_{r_a}^{r_b} \mathrm{d}R = \frac{\rho}{2\pi h} \int_{r_a}^{r_b} \frac{\mathrm{d}r}{r} = \frac{\rho}{2\pi h} \ln \frac{r_b}{r_a} \qquad (3\text{-}6\text{-}7)$$

设从距离轴心为 r 的柱面到外柱面之间的导电液的电阻为 R_r,则

$$R_r = \int_{r}^{r_b} \mathrm{d}R = \frac{\rho}{2\pi h} \int_{r}^{r_b} \frac{\mathrm{d}r}{r} = \frac{\rho}{2\pi h} \ln \frac{r_b}{r} \qquad (3\text{-}6\text{-}8)$$

导电液中的电流强度

$$I = \frac{U_a - U_b}{R} = \frac{U_a}{R} \quad (\text{取 } U_b = 0) \qquad (3\text{-}6\text{-}9)$$

由于导电液中的电流是稳恒电流,故有

$$\frac{U_r}{R_r} = \frac{U_a}{R}$$

所以

$$U_r = U_a \frac{R_r}{R} = U_a \frac{\ln{(r_b/r)}}{\ln{(r_b/r_a)}} \tag{3-6-10}$$

式(3-6-10)与式(3-6-5)形式相同.可见在上述模拟条件下,稳恒电流场中的电势分布和静电场中的电势分布是完全相同的.这样我们就可以通过稳恒电流场来研究静电场的有关规律.

本实验所用的静电场描绘仪采用导电玻璃代替导电液,性能与导电液完全相同.在模拟同轴电缆的静电场所用的圆形导电玻璃板中其稳恒电流场的电势分布也服从式(3-6-10).工作原理如图 3-6-3 所示.接通电源开关 U,指示灯亮表示仪器正常工作.为模拟同轴电缆形成的静电场,则取出一块圆形导电玻璃板,用导线将仪器面板上 A、B 接线柱与导电玻璃面上两接线柱 a、b 相连接,即给导电玻璃板 a、b 端加上直流电压(如图 3-6-3).这样,在 a、b 间就形成了稳恒电流场($U_{ab} = U_a - U_b$).

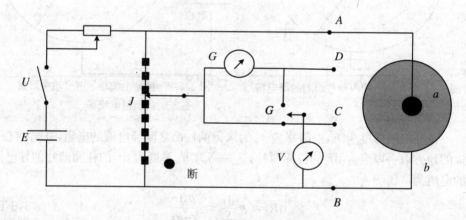

图 3-6-3　稳恒电流场实验原理

当挡位旋钮 J 处在某一位置(如 5 V)时,接通开关 G,此时电压表所显示的电压为 U_{DB}.将探针线与 D 相接,探针与导电玻璃板面接触,并移动探针使检流计指在零点,这时说明探针所测电场中这一点的电势与电压表中显示的数值相同.若要找出电场中与该点等电势的点,有两种方法,即单笔测量法和双笔测量法(见实验步骤).将测得的一系列等势点用光滑的曲线连接起来即为等势线.再根据电场线与等势线处处正交的性质画出相应的电场线,这样就完成了对静电场的模拟描绘.

【实验步骤】

1. 单笔测量等电势点

① 接通电源开关 U,指示灯亮表示仪器正常工作.将仪器面板上的挡位旋钮

拨至 5 挡,调节电位器 W,使电压表指到一定数值如 5 V(为保护电流计电压不要太大).

② 取出一块圆形导电玻璃板(模拟同轴电缆的静电场所用),用导线将 A、B 接线柱与导电玻璃面上两接线柱 a、b 相连接(如图 3-6-3 所示).

③ 将探针与 D 接线柱连接,接通测量开关 G,使探针与玻璃板面接触,这时检流计中一般有电流显示.移动探针使检流计指零,记下此时电压表指示的数值及探针的坐标,电压表指示的数值就是该点对 b 点的电势差,若取 $U_b = 0$ 即为该点的电势.

④ 再移动探针到另一处并使电流计指零.则该点与前面的点电势相等,即等电势点.再移动探针在不同位置上探测出 10 个等势点.

⑤ 将所测的 12 个等势点用光滑曲线连接起来即为该电势值的等势线.

⑥ 每隔 1 V 改变一次挡位,仿照上面步骤 3、4、5 分别测出 5 个不同电势值的等势点共 5 组数据,并画出 5 条等势线,再根据等势线画出电场线.

2. 双笔测量等势点

① 将挡位旋钮 J 拨到"断",此时电压表指零.

② 将另一探针与 C 接线柱相连接.

③ 将 D 探针指在玻璃板面上某点 P_1 处,此时电压表指示的数值即为 P_1 点的电势,记下 P_1 点坐标与电势值.这时将 C 探针指在玻璃板面上并移动使检流计指零,记下 C 探针所指点 P_2 的坐标,此时 P_2 与 P_1 是等势点.保持 D 探针不动,移动 C 探针再测出其他 10 个等电势点 P_3,P_4,…,P_{12}.将这些点用光滑的曲线连接起来即为该电势值的等势线.

④ 将探针 D 移至另一位置,观察电压表使之改变 1 V,仿照步骤 3 移动探针 C 测出 12 个等势点.

⑤ 每隔 1 V 测出一组 12 个等势点,共测 5 组,并画出 5 条等势线,再根据等势线画出电场线.

【数据记录与处理】

测出表 3-6-1 中各等势点的电势值与坐标,并记入表中.

表 3-6-1 等势点的电势值(V)与坐标[x(cm),y(cm)]

次数	电势	P_1	P_2	P_3	P_4	P_5	P_6	P_7	P_8	P_9	P_{10}	P_{11}	P_{12}
1													
2													
3													
4													
5													

【思考题】

1. 在研究静电场性质时,为什么通常用稳恒电流场模拟静电场?

2. 实验结果画出的等势线、电场线与理论图形若相差较大,可能是由哪些因素造成的?

3-7 示波器的使用

【实验目的】

1. 了解示波器的结构和波形显示原理.
2. 掌握用电子示波器观察和测量不同信号的方法.

【实验器材】

ST-16 型示波器一台,信号发生器一台.

【实验原理】

电子示波器也称阴极射线示波器,简称示波器,是一种能显示各种电压波形的仪器,可用来测定各种电压信号的周期、频率、幅度和相位等.示波器适用于各种可转化为对应电压的电学量(如电流、电功率、阻抗等)、磁学量(如磁场等)、非电学量(如温度、位移、速度、声强等)的测量以及它们对时间变化过程的研究.因此,它已被越来越多地应用于生产实践和科学研究等方面.在医学上,示波器也发挥了重要作用,如示波器可用于生理指标的测量、病员的监护等方面.示波器的种类很多,大致可分为专用示波器和通用示波器两大类.如心电示波器就是一种专用示波器.本实验使用 ST-16 型通用示波器,掌握它的使用方法,可为使用其他型号的示波器打下良好的基础.

1. 示波器的结构

如图 3-7-1 所示,示波器主要由示波管、垂直(Y 轴)放大器、水平(X 轴)放大器、触发扫描装置和电源 5 个部分组成.

(1) 示波管

示波管是示波器进行图像显示的核心部分,是示波器的心脏.它是在一个抽成高真空的玻璃泡中,装置有多个电极,如图 3-7-1 所示,主要由电子枪、偏转极和荧光屏 3 部分组成.

① 电子枪

它是由灯丝、热阴极、控制栅极、第一阳极和第二阳极构成.灯丝通电以后发热,热阴极是一个顶部表面涂有氧化物的金属圆筒,经灯丝加热后温度上升,产生自由电子发射出去.控制栅极为顶端开有小孔的圆筒,套在阴极外面,其电位比热阴极低.热阴极发射出来的具有一定初速度的自由电子,通过栅极和阴极间形成的电场时被减速.初速大的电子可以穿过栅极顶端小孔射向荧光屏.初速小的电子则被电场排斥无法穿过栅极,如果栅极所加电压足够低,可使全部电子返回阴极,而不能穿过栅极的小孔.因此,调节栅极电位就能控制射向荧光屏的电子流密度.打在荧光屏上的电子流密度大,即电子轰击荧光屏的总能量大,荧光屏上激发的荧光就亮一些.所以,调节栅极和阴极之间的电位差,就可以控制荧光屏上光点亮度(也称辉度)的变化,这称为辉度调节.

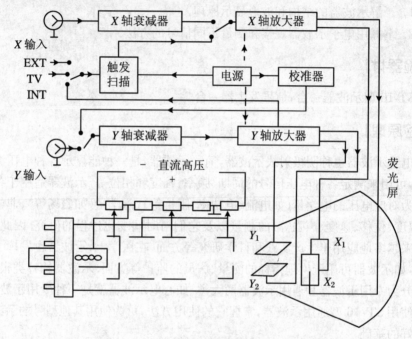

图 3-7-1 示波器原理框图

阳极位于控制栅极之后,相对于阴极的电压约为 1 000 V,其间所形成的电场除了对阴极发射出来的电子进行加速外,还使之会聚成很细的电子束.改变第一阳极的电位可改变电场分布,从而改变电子束在荧光屏上的聚焦程度,可使荧光屏上的光斑成为明亮、清晰的小圆点,这称为聚焦调节.改变第二阳极的电位也会改变电场分布,从而也改变电子束在荧光屏上聚焦的好坏,称为辅助聚焦调节.

② 偏转极

为使电子束能够达到荧光屏上的任何一点,在示波管内装有两对相互垂直的极板,第一对是垂直偏转板 Y_1、Y_2,第二对是水平偏转板 X_1、X_2.当两对极板上均不加电压时,电子束正射在荧光屏的中心点,光点在荧光屏的中央.如在 Y_1、Y_2 上加一直流电压(Y_1 的电位高于 Y_2),电子束经过极板时,因受到垂直于运动方向且方向向上的电场力的作用而发生偏转.电子束到达荧光屏时,光点的位置位于中央水平轴的上方;反之,Y_2 的电位高于 Y_1,则光点位于中央水平线的下方.光点偏转的距离与所加偏转电压成正比.改变偏转电压的大小可使光点向上或向下移动,称为垂直(Y 轴)移位.同样,X_1、X_2 上加一直流电压,则光点位于中央垂直轴的右方(或左方),改变 X 方向偏转电压的大小可使光点向左或向右移动,这称为水平(X 轴)移位.

③ 荧光屏

玻璃泡前端的内壁涂有发光物质,它在吸收打在其上的电子的动能之后,即辐射可见光.在电子轰击停止后,发光仍能维持一段时间,称为余辉.余辉时间的长短取决于发光物质的成分.在荧光屏上,电子束的动能不仅转换成光能,同时还有一部分转换成热能.如电子束长时间轰击某一点,或电子流密度过大,就可能使轰击点发光物质烧坏,形成暗斑,所以操作时应注意不要使光点长时间停留在某一处.

(2) 电压放大与衰减装置

此装置包括 X 轴放大器、Y 轴放大器、X 轴衰减器、Y 轴衰减器.

为观察电压幅度不同的电信号波形,示波器内设有衰减器和放大器,对观察的小信号放大,大信号衰减,因此能在荧光屏上显示出适中的波形.

2. 示波器显示波形的基本原理

由示波器偏转板的作用可知,只有偏转板上加有电压,电子束的方向才会在偏转电场的作用下发生偏转,从而使荧光屏上亮点的位置跟着变化.在一定范围内,亮点的位移与偏转板上所加电压大小成正比.

(1) 示波器的扫描

如果在 Y 轴偏转板上加一个随时间成周期性变化的正弦波(如 $V_y = V_{ym}\sin\omega t$)的电压,则荧光屏上的亮点在垂直方向上作正弦振动,但由于发光物质的余辉现象和人眼的视觉残留效应,我们在荧光屏上所看到的是一条垂直的亮线段,如图 3-7-2 所示.线段的长度与正弦波的峰-峰值成正比.

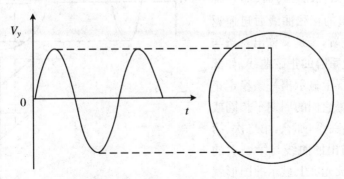

图 3-7-2　Y 偏转板上加正弦交变电压

要在荧光屏上展现出正弦波形,就需要将光点沿 X 轴展开.为此,在 X 轴偏转板(即水平偏转板)上加一随时间做线性变化的电压 V_x,称为扫描电压,如图3-7-3所示.扫描电压的特点是:从 $-V_{xm}$ 开始($t=t_0$)随时间成正比地增加到 $V_{xm}(t_0<t<t_1)$,然后又突然返回到 $-V_{xm}(t=t_1)$,再从头开始按相同规律增加到 $V_{xm}(t_1<t<t_2)$,以后重复前述过程.扫描电压随时间变化的关系如同锯齿一样,故又称之为锯齿波电压.如果单独把锯齿波电压加在 X 轴偏转板上而 Y 轴偏转板上不加电压信号,那么,只能看到一条水平的亮线,此线即为"扫描线",一般称为时间基线.

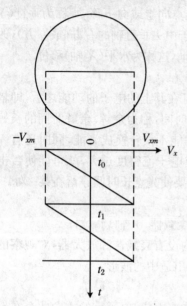

假如在 Y 轴偏转板加一正弦变化电压 V_y 的同时,在 X 轴偏转板上加有扫描电压 V_x,则电子束不仅受到垂直方向电场力的作用而且还受到水平方向电场力的作用,在这两个电场力的作用下,电子束既有 Y 方向偏转,又有 X 方向的偏转,若扫描电压和正弦电压周期完全一致,则荧光屏上显示的图形将是一个完整的正弦波,如图

图 3-7-3　锯齿波扫描电压

3-7-4所示.如 V_x 的周期为 V_y 的 n 倍(整数),即 $T_x=nT_y$,荧光屏上显示 n(整数)个正弦波形.

(2) 示波器的触发扫描

由图 3-7-4 可以看出,当 V_x 与 V_y 的周期成整数倍关系,即 $T_x=nT_y(n=1,2,3,\cdots)$ 时,亮点描出 n 个完整的正弦曲线后迅速返回原来的位置,于是又描出一条与前一条完全重合的正弦曲线,如此重复,荧光屏上显示出一条稳定正弦曲线.如果它们的周期不相同或不成整数倍关系,那么,第二次、第三次……描出的曲线与第一次的就不重合,荧光屏上显示的图形就不是一条稳定的曲线,而是一条向左(或向右)移动的曲线.所以,只

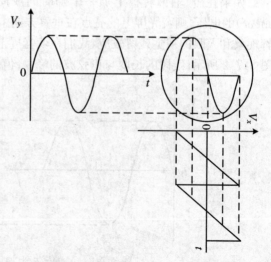

图 3-7-4　亮点的合成位移显示出波形

有在 V_y 与 V_x 的周期严格相同,或后者是前者的整数倍时,图形才会稳定.但由于 V_y 与 V_x 的信号来自于不同的信号源,它们之间的周期比不会简单地满足整数倍.为了在荧光屏上获得稳定不动的信号波形,以利于观察和测量,在 ST-16 型示波器中设置一个触发扫描装置.它是用被测信号来控制扫描电压的产生,使波形稳定的.调节触发电平达到某一定值时,扫描电路才工作,产生一个锯齿波而将被测信号显示出来.由于每次被测信号都达到一定值时,扫描电路才工作,产生锯齿波,所以每次扫描显示的波形相同.这样在荧光屏上看到的波形就稳定不动.图 3-7-5 表示触发扫描的原理.

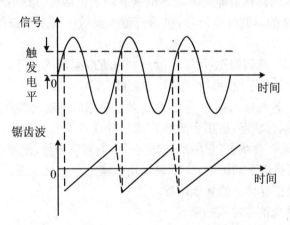

图 3-7-5 触发扫描原理图

3. 示波器控制面板介绍(如图 3-7-6 所示)

(1) 示波管系统

① 示波器电源开关:当此开关扳向"开"时,指示灯即发出红光,经预热后,仪器即可正常工作.

② ☼ 辉度调节旋钮:顺时针方向转动辉度增加,反之则辉度减弱,直至辉度消失.如果光点长时间在某一位置停留时,不宜将辉度调得过亮以免损坏这一部分的荧光材料.

③ ◉ 聚焦调节旋钮:用以调节示波管中电子束的焦距,使其焦点恰好会聚于屏幕上,此时显现的光点或曲线成为清晰的圆点或锐细的曲线.

④ ◯ 辅助聚焦调节旋钮:用以控制光点

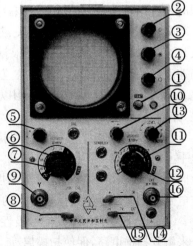

图 3-7-6 示波器面板示意图

在有效工作面内的任何位置上,使散焦最小,通常与聚焦调节旋钮配合使用.

(2) Y 轴系统

⑤ ↕ 垂直移位旋钮:用以调节屏幕上光点或信号波形在垂直方向上的位置,顺时针方向转动,光点或信号波形向上移,反之向下移.

⑥ V/div 垂直输入灵敏度选择开关:输入灵敏度自 0.02~10 V/div,按 1-2-5 进位分九个挡级,根据 Y 轴输入的被测信号的电压大小,选择适当的挡级,可改变其在荧光屏上的显示幅度,以利于观察或测量的精确.当微调旋钮⑦位于校准位置时,"V/div"挡级的标称值即为示波器的垂直输入灵敏度.第一挡级的"⊓"为接入 100 mV、50 Hz 的方波校准信号,供垂直输入灵敏度和水平扫描速度经常性的校准之用.

⑦ VERNIER 微调旋钮:用以连续改变垂直放大器的增益,当微调旋钮沿顺时针方向旋足,亦即位于"校准"位置时,增益最大.

⑧ DC⊥AC Y 轴输入耦合开关:改变垂直被测信号输入耦合方式,"DC"表示输入端处于直流耦合状态,适用于观察直流信号或各种缓慢变化的信号;"AC"表示输入端处于交流耦合状态,它隔断被测信号中的直流分量,使屏幕上显示的信号波形位置,不受直流电平的影响;"⊥"表示输入端处于接地状态,便于确定输入端为零电位时,光迹在屏幕上的基准位置.

⑨ Y 垂直系统信号输入插座.

(3) X 轴系统

⑩ ⇌ 水平移位旋钮:用以调节屏幕上光点或信号波形在水平方向上的位置,顺时针方向转动,光点或信号向右移动,反之则向左移动.

⑪ t/div 扫描速度选择开关:扫描速度的选择范围由 0.1 μs/div~10 ms/div,按1-2-5进位,分十六个挡级.可根据被测信号频率的高低,选择适当的挡级.当扫描速度微调旋钮⑫位于"校准"位置时,"t/div"挡级的标称值,即为扫描速度.

⑫ VERNIER 微调旋钮:用以连续调节扫描频率,当此旋钮沿顺时针方向旋足,亦即处于"校准"位置时,"t/div"挡级即为扫描速度.

⑬ LEVEL 电平旋钮:用以调节触发波形上触发点的相应电平值,使在这一电平上启动扫描.顺时针方向转动,趋向信号波形的正向部分,反之则趋向信号的负向部分.若将电平顺时针旋至满度,此时扫描电路处于"自动"(AUTO)位置,扫描电路在没有外界触发信号输入的情况下,也能自动进行扫描.

⑭ + -EXT X 触发信号极性选择开关:用以选择触发信号的上升或下降部分来触发扫描电路,促使扫描启动.当开关置于 EXT X 同时使"内、电视场、外"选择开关⑮置于"外"时,使"X 外触发"插座⑯成为水平信号的输入端.

⑮ INT TV EXT 内、电视场、外触发源选择开关:当开关位于"内"时,触发信

号取自垂直放大器中引离出来的被测信号.当开关位于"电视场"时,用来测定电视信号;当开关位于"外"时触发信号将来自"X 外触发"插座.

⑯ **EXT X TRIG X 外触发插座**:水平系统信号或外触发信号的输入端.

4. 示波器的测量方法

用示波器可以较精确地测量直流电压、交流电压和非正弦信号的电压,还可以测量周期性信号的周期或两特定点之间的时间间隔.

(1) 交流电压的测量

利用示波器测量正弦交流电压一般是测量交流分量的峰-峰值.若交流信号的波形稳定地显示在荧光屏上(如图3-7-7所示),根据屏幕坐标刻度,测出信号波形

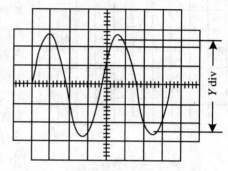

图 3-7-7　正弦波测量图

的峰-峰值为 Y div,如示波器"V/div"开关选择 0.1 V/div 挡,则被测信号峰-峰值电压为:

$$V_{\text{p-p}} = 0.1 \text{ V/div} \times Y \text{ div} = Y \times 10^{-1} \text{ V}$$

(2) 直流电压的测量

被测信号中,如含有直流分量,且此直流分量亦需进行测量时,首先应确定一个相对的参考基准电位(一般情况下的基准电位直接采用仪器的地电位),将垂直系统的输入耦合选择开关置于"⊥","触发电平"旋钮位于"自动",使屏幕上出现一条水平扫描直线,并按被测信号的幅度和频率将"V/div"挡级开关和"t/div"扫描开关置于适当位置,然后调节"↑↓"垂直移位,使扫描基线位于如图 3-7-2 所示的某一基准位置(注:改变"V/div"挡级时要重新校准基准电位位置).将输入耦合选择开关改置"DC"位置,并将被测信号通过探头接入仪器的 Y 轴输入插座,然后调

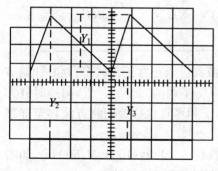

图 3-7-8　直流电压测量

节触发"电平"使信号波形稳定.根据屏幕坐标刻度,分别读出信号波形交流分量(峰-峰值)为 Y_1 div,直流量最大值、最小值分别为 Y_2 div、Y_3 div(如图 3-7-8 所示).若示波器选择的"V/div"挡级为 2 V/div,则被测信号各电压值分别为:

交流分量:$V_{\text{p-p}} = 2 \text{ V/div} \times Y_1 \text{ div} = 2Y_1 \text{ V}$.

直流量最大值:$V = 2 \text{ V/div} \times Y_2 \text{ div} = 2Y_2 \text{ V}$.

直流量最小值：$V = 2 \text{ V/div} \times Y_3 \text{ div} = 2Y_3 \text{ V}$.

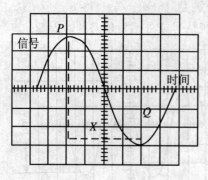

图 3-7-9　时间测量原理图

（3）时间的测量

将信号波形稳定地显示在荧光屏上，在被测信号波形上取两选定点 P 与 Q，选择适当的"t/div"扫描速度挡级，应使两特定点的距离在屏幕的有效工作面内尽可能达到最大限度，以提高测量精度（如图 3-7-9 所示）. 读出被测信号两特定点 P 与 Q 间的水平间距为 X div. 若示波器的"t/div"扫描速度开关选择的挡级为 2 ms/div，则 P 与 Q 两点间的时间间隔为：

$$t = 2 \text{ ms/div} \times X \text{ div} = 2X \text{ ms}$$

【实验步骤】

1. 仪器的校准

（1）将示波器面板上各旋钮置于表 3-7-1 所示的位置.

表 3-7-1

控制旋钮	作用位置	控制旋钮	作用位置
☼	放在中间位置	DC⊥AC	⊥
◉	放在中间位置	电平	AUTO
○	放在中间位置	t/div	2 ms
↕	放在中间位置	微调	校准位置
⇄	放在中间位置	+ − EXT X	+
V/div	方波	INT TV EXT	INT
微调	校准位置		

（2）接通电源，指示灯亮，稍待片刻，使示波器进入正常工作状态，顺时针调节辉度旋钮，屏幕上看到闪动的方波信号，将触发电平调离"自动"位置，向逆时针方向转动直至方波稳定地显示在屏幕上，调节水平和垂直位移旋钮将方波移至屏幕中间，调节聚焦及辅助聚焦旋钮使波形清晰.

（3）测量方波垂直幅度应为 5 div，水平宽度应为 10 div（100 mV，50 Hz），如图 3-7-10. 如有误差可以通过调节"增益校准"（GAIN CAL）进行校准.

2. 信号的观察与测量

（1）正弦交流电压的观察与测量

① 将 Y 轴输入耦合开关置于"AC"位置,"V/div"和"t/div"选择开关根据被测信号的幅度和频率选择适当挡级. 将被测信号(6.3 V 正弦交流电)通过探头输入示波器 Y 轴输入插座,调节触发电平(LEVEL)使波形稳定,观察正弦交流电压的波形.

② 根据屏幕坐标刻度及示波器"V/div"开关选择的挡级,计算被测信号电压的峰-峰值及其有效值.

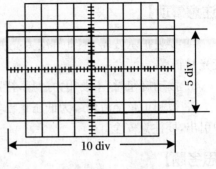

图 3-7-10　方波图

③ 测量正弦交流电压波形上相距一个周期的两点间的水平距离,根据扫描速度选择开关"t/div"所选的挡级,计算其周期.

(2) 半波整流输出和全波整流输出信号的观察与测量

① 将 Y 轴输入耦合开关置于"AC"位置,"V/div"和"t/div"选择开关根据被测信号的幅度和频率选择适当挡级. 分别将待测半波整流输出和全波整流输出信号通过探头输入示波器 Y 轴输入插座,调节触发电平(LEVEL)使波形稳定,观察其波形.

② 将输入耦合选择开关改置"DC"位置,并将被测信号通过探头接入仪器的 Y 轴输入插座,然后调节触发"电平"使信号波形稳定.

③ 根据屏幕坐标刻度及示波器"V/div"开关选择的挡级,分别计算被测信号电压峰值.

④ 测量信号波形上两点间的水平距离,根据扫描速度选择开关"t/div"所选的挡级,计算其时间间隔.

(3) 观察滤波后输出的半波整流和全波整流波形并测量其直流分量.

① 将垂直系统的输入耦合选择开关置于"⊥","触发电平"旋钮位于"自动",使屏幕上出现一条水平扫描直线,确定出参考基准电位. 然后调节"↑↓"垂直移位旋钮,使扫描基线位于某一基准位置.

② 将输入耦合选择开关改置"DC"位置,并将被测信号通过探头接入仪器的 Y 轴输入插座,然后调节触发"电平"使信号波形稳定.

③ 根据屏幕坐标刻度及示波器"V/div"开关选择的挡级,分别计算被测信号电压交流分量(峰-峰值)Y_1 div、直流量最大值 Y_2 div 和最小值 Y_3 div 所表示的电压.

④ 测量信号波形上两点间的水平距离,根据扫描速度选择开关"t/div"所选的挡级,计算其时间间隔.

【注意事项】

1. 要爱护示波器,不宜辉度太亮并长时间集中在荧光屏上的一点,以免损坏荧光材料.

2. 拨动旋钮时,不要用力过猛,特别是微调旋钮容易损坏.

3. 被测正弦交流信号为低压正弦交流电,切勿直接从交流电源(220 V)插座中引出,要注意安全.

【思考题】

1. 怎样使示波器的屏幕上显示出圆点、水平线、竖直线?

2. 触发电平旋钮在波形稳定显示中有何作用?

3-8 分光计的调节

【实验目的】

1. 熟悉分光计的构造.
2. 熟练掌握分光计的调节步骤和方法.

【实验器材】

JJY 型 1' 分光计及全部附件一套,钠光灯装置一套.

【实验原理】

1. 分光计的构造

分光计是一种常用的分光测角的光学仪器. 在有关光的反射、折射、干涉、衍射和偏振等实验中用作角度的测量.

本实验中使用的是 JJY 型分光计,它的外形如图 3-8-1 所示.

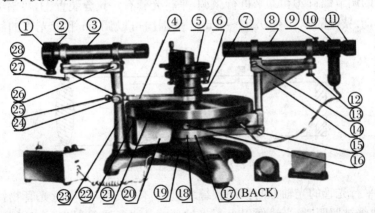

①狭缝装置 ②狭缝装置锁紧螺钉 ③平行光管 ④制动架 2 ⑤载物台 ⑥载物台调平螺钉(3 只) ⑦载物台锁紧螺钉 ⑧望远镜部件 ⑨目镜锁紧螺钉 ⑩阿贝式自准直目镜 ⑪目镜视度调节手轮 ⑫望远镜光轴高低调节螺钉 ⑬望远镜光轴水平调节螺钉 ⑭支臂 ⑮望远镜微调螺钉 ⑯转座与度盘止动螺钉 ⑰望远镜止动螺钉 ⑱制动架 1 ⑲底座 ⑳转座 ㉑度盘 ㉒游标盘 ㉓立柱 ㉔游标盘微调螺钉 ㉕游标盘止动螺钉 ㉖平行光管光轴水平调节螺钉 ㉗平行光管光轴高低调节螺钉 ㉘ 狭缝宽度调节螺钉

图 3-8-1 分光计的构造

JJY 型分光计是由底座⑲、读数装置(包括度盘㉑和游标盘㉒两部分)、平行光管③、自准直望远镜⑧和载物台⑤五部分构成.

在底座⑲的中央固定一中心轴,度盘㉑和游标盘㉒套在中心轴上,可以绕中心轴旋转,度盘下端有一推力轴承支撑,使旋转轻便灵活.度盘上刻有 720 等分的刻线,每一格的对应的角度值为 0.5°(即 30 分).游标盘对径方向设有两个游标读数装置,每个游标等分成 30 格,其总弧长与刻度盘上 29 小格相等,两者的每个小格相差 1 分,故此角游标尺的精度为 1 分.如图 3-8-2 所示,其读数方法与直线游标卡尺相似.测量时,读出两个角游标尺的读数值,然后取其平均值,这样可以消除由于偏心(即度盘中心与游标盘中心不重合)所引起的误差.

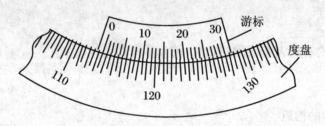

图 3-8-2 角游标的读法

立柱㉓固定在底座上,平行光管③安装在立柱上,平行光管的光轴位置可以通过立柱上的调节螺钉㉖和㉗来进行微调,平行光管有一狭缝装置①,可沿光轴转动和前后移动.狭缝的宽度在 0.02～2 mm 范围内可以调节.平行光管的结构如图 3-8-3所示.

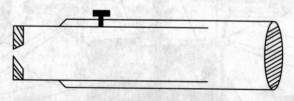

图 3-8-3 平行光管示意图

沿着平行光管的光轴方向移动狭缝装置,可使狭缝位于平行光管物镜的焦平面上.当狭缝被照明时,光线便以平行光的形式从平行光管射出,为各种光学实验提供了平行光.

阿贝式自准直望远镜⑧的结构如图 3-8-4 所示.它主要由物镜、目镜、分划板、小灯泡、刻有透光"十"字窗小棱镜和绿色玻片组成.望远镜安装在支臂⑭上,支臂与转座⑳固定在一起,并套在度盘上,当松开止动螺钉⑯时,转座与度盘可以相对转动,当旋紧止动螺钉时,转座与度盘一起旋转.旋紧制动架 1 末端上的调节螺钉⑮可以对望远镜进行微调(旋转).同平行光管一样,望远镜系统的光轴位置也可以通过调节螺钉⑫和⑬进行微调.望远镜系统的目镜⑩可以通过旋转目镜视度手轮⑪改变目镜至分划板的距离,从而调节目镜的视度,使观察者通过目镜可以清晰地看到分划板的像.

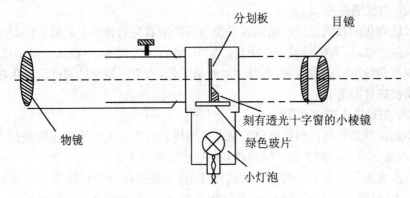

图 3-8-4　阿贝式自准直望远镜

分划板的视场参数如图 3-8-5 所示.

载物台⑤套在游标盘上,可以绕中心轴旋转,旋紧载物台锁紧螺钉⑦和制动架2 与游标盘的止动螺钉㉖时,借助立柱上的调节螺钉㉔可以对载物台进行微调(旋转).放松载物台锁紧螺钉时,载物台可根据需要升高或降低,调到所需位置后,再把锁紧螺钉旋紧.载物台有三个调平螺钉⑥用来调节载物台平面与旋转中心线垂直.

外接 6.3 V 电源插头,接在底座上的插座上,通过导线接到转座的插座上,望远镜系统的照明器插头插在转座的插座上,这样可以避免望远镜系统旋转时的电线拖动.

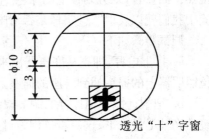

图 3-8-5　分划板

2. 分光计的调节

在利用分光计进行各种光学测量之前,都必须将分光计调节好才能使用.分光计调节好即要达到以下几个要求:

Ⅰ.使平行光管发出平行光;

Ⅱ.望远镜聚焦无穷远;

Ⅲ.平行光管和望远镜的光轴分别与仪器转轴垂直.

要使分光计达到以下几个要求,具体的调节方法和步骤如下:

1) 目测粗调

先用眼睛直接观察平行光管和望远镜是否在一条直线上,是否水平,载物台是否水平.若不是,则可调节望远镜和平行光管的光轴高低调节螺钉⑫和㉗,使两者的光轴尽量呈水平状态;调节载物台下三只调平螺钉⑥,使载物台呈水平状态.粗调完成得好,可以减少后面细调的盲目性,使实验顺利进行.

2) 望远镜的调节

(1) 目镜的调焦

目镜调焦的目的是使眼睛通过目镜能清楚地看到目镜中分划板上的刻线.

调焦方法是:先把目镜调焦手轮⑪旋出,然后一边旋进,一边从目镜中观察,直到分划板刻线所成的像清晰,再慢慢地旋出手轮,直至目镜中的像的清晰度将被破坏而未被破坏时为止.

(2) 望远镜无穷远调焦

望远镜的无穷远调焦即将望远镜调整到使射入望远镜的平行光能聚焦在分划板上,也就是将分划板上的刻线调整到物镜的焦平面上.

自准直望远镜无穷远调焦方法的原理是:光线经由绿色玻璃片进入刻有"十"字窗的小棱镜后,以"十"字形光束从物镜投射出去,若在望远镜物镜外侧放置一平面反射镜,使平面反射镜的平面大致与望远镜的光轴垂直,这时从平面镜反射回望远镜的光线就会在分划板上成一绿色"十"字像.若此像模糊不清,则说明分划板上的刻线不是落在物镜的焦平面上.前后调整分划板的位置使其上的刻线正好和物镜焦平面重合,则分划板上的绿色"十"字像就最清晰.如图 3-8-5 所示.因此,在实验中我们就以反射"十"字像是否清晰来判断望远镜是否已对无穷远聚焦.

调试步骤如下:

a. 接上电源,即把从变压器出来的 6.3 V 电源插头插到底座的插座上,把目镜照明器上的插头插到转座的插座上.

b. 把望远镜光轴位置的调节螺钉⑫和⑬调到适中的位置.即用眼睛观察望远镜的光轴尽量水平.这一步也称为对望远镜的"粗调".

c. 将附件光学平行平板贴近望远镜物镜镜筒的前端,同时前后缓慢伸缩目镜装置,直至看到清晰的绿"十"字像为止.这时再把头左右轻轻晃动,如发现绿色"十"字像与分划板上的刻线无相对位移(即无视差),则望远镜就已聚焦无穷远,这时将望远镜锁紧螺钉⑨旋紧.

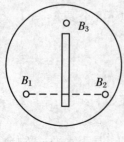

图 3-8-6

(3) 使望远镜光轴垂直于分光计的转轴

将附件光学平行平板放置在载物台上,并使其平面处在载物台任意两螺钉 B_1、B_2 的中垂线,如图 3-8-6 所示.转动载物台,使平行平板大致与望远镜光轴垂直.再从目镜观察,此时可以看到清晰的绿"十"字像.若看不见绿"十"字像,则说明从平行平板反射的光线没有进入望远镜.解决的办法是:首先用眼睛判断,尽可能使平行平板平面与望远镜的光轴垂直.然后从目镜观察,并左右缓慢转动载物台(或望远镜),调节载物台调平螺钉 B_1 或 B_2(或者调节望远镜光轴高低调节螺钉⑫),直至找到绿"十"字像.

经过上述步骤后,清晰的绿色"十"字像已成在分划板上(如图 3-8-7(a)所示).微微旋转望远镜微调螺钉⑮使绿色"十"字像的竖线与分划板上的竖直线重合(如图 3-8-7(b)所示).这时绿色"十"字像水平线与分划线的上水平刻线相差距离为 d.调节载物台调平螺钉 B_1 或 B_2,使此差距减为 $d/2$,再调节望远镜的光轴高低调节螺钉⑫使绿色"十"字像的水平线与分划板上的水平刻线完全重合(如图3-8-7(c)所示).这时平行平板的平面已严格地与望远镜光轴垂直.但这并不能保证望远镜的光轴与分光计的转轴垂直.将载物台旋转 $180°$(平行平板随之转动),再进行观察,一般情况下像不再保持原位,这说明平行平板的平面与分光计的转轴不平行,即望远镜的光轴与分光计的转轴不垂直.再应用上述方法调节,使绿"十"字像回到原位.如此反复调节,直到平行平板两面所成的像的位置保持不变为止,这就表明望远镜的光轴与分光计的转轴垂直.同时,这时 B_1 和 B_2 的连线也与分光计的转轴垂直,但不相交.上述调节方法称为"二分之一"调节法,在光学仪器的调节中普遍使用.

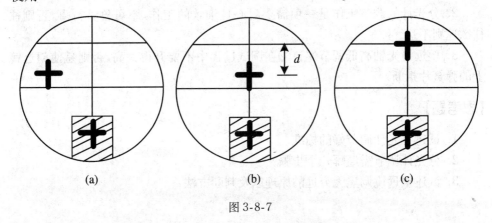

(a)　　　　　　　(b)　　　　　　　(c)

图 3-8-7

注意:进行以下调节时,不得触动已调好的望远镜和反射镜!

3)平行光管的调节

(1)平行光管的调焦

平行光管的调焦即是把狭缝调整到物镜的焦平面上,也就是平行光管对无穷远调焦.

调焦方法如下:

a.关掉望远镜目镜照明器上的光源,打开狭缝,用钠灯照亮狭缝.

b.在平行光管物镜前放一张白纸,检查在纸上形成的光斑,调节光源的位置,使得在整个物镜孔径上照明均匀.

c. 除去白纸,把平行光管光轴水平调节螺钉㉖调到适中位置,将望远镜正对平行光管,从望远镜目镜中观察,前后移动狭缝装置(切勿移动望远镜目镜),使狭缝清晰地成像在望远镜分划板平面上.这样平行光管就已对无穷远聚焦.

(2) 调整平行光管的光轴垂直于分光计的转轴

调节平行光管的光轴高低调节螺钉㉗,并旋转狭缝装置(不要破坏像的清晰度),直至狭缝的像与分划板的中央水平刻线重合,这就表明平行光管的光轴与分光计的转轴重合.

(3) 将狭缝调成垂直

旋转狭缝装置(旋转过程中不要破坏像的清晰度),使狭缝与分划板的中间垂直刻线平行,然后将狭缝装置锁紧螺钉旋紧.

经过以上三个步骤,分光计的调节工作已全部完毕.

【注意事项】

1. 分光计是一种比较精密的光学仪器,使用过程中严禁用手触摸各个镜片.如镜片上有灰尘,应用擦镜纸揩去.

2. 分光计的调节工作是一项需要耐心且细致的工作,不可鲁莽行事,否则往往欲速则不达.

3. 望远镜光轴高低调节螺钉⑫在调试过程中不要升得太高,否则易使望远镜上的弹簧片折断.

【思考题】

1. 试述分光计调节好的标准.

2. 分光计调节需经哪几个步骤?

3. 试述望远镜调焦无穷远的原理以及判断方法.

3-9 测定透明物体的折射率

【实验目的】

1. 熟悉掌握分光计的使用方法.
2. 掌握利用最小偏向角测定透明物体折射率的方法.

【实验器材】

分光计一台,三棱镜一块,钠光灯一套.

【实验原理】

要测定透明物体的折射率,可将其做成三棱镜(图 3-9-1),三棱镜共有 3 个侧面,其中两个侧面是透明的.如图 $aa'cc'$ 和 $aa'bb'$(称为折射面).这两个面的交线 aa' 称为折射棱,与折射棱垂直的面称主截面,如 abc 和 $a'b'c'$.通常主截面是一个等腰三角形或等边三角形.

图 3-9-2 所示的三角形是三棱镜的示意图. A 是顶角,光线经过三棱镜的 AB 和 AC 两个面折射后方向偏一角度 δ,叫做偏向角.偏向角 δ 与入射角 θ 有关,入射角 θ 变化,偏向角 δ 也变化.理论和实验证明,在 θ 角变化过程中,偏向角 δ 有一极小值 δ_m,称为最小偏向角.

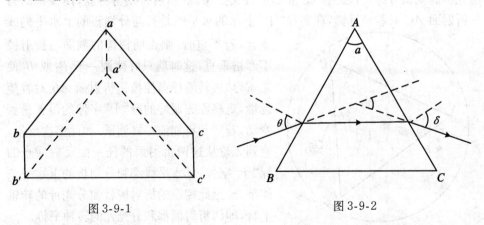

图 3-9-1   图 3-9-2

设棱镜材料的折射率为 n,顶角为 A,最小偏向角为 δ_m.有理论推导可得 n,A 和 δ_m 满足关系

$$n = \frac{\sin \frac{A + \delta_{\mathrm{m}}}{2}}{\sin \frac{A}{2}}$$

(3-9-1)

由上式可知,只要测得三棱镜的顶角 A 和最小偏向角 δ_{m},就可以决定棱镜材料的折射率 n.

【实验步骤】

1. 调节好分光计

运用实验 3-8 所述方法,调节好分光计.

2. 调节三棱镜

经上述步骤调节好的分光计,载物台的调平螺丝 B_1, B_2 均已调过,并且 B_1 和 B_2 的连线与分光计的转轴垂直(但不相交).但是由于 B_3 至今仍未调过,因此还不能说载物台平面完全与分光计的转轴垂直.此外由于加工精度限制,实验中所用三棱镜截面并不都是非常严格地和折射棱垂直,因此三棱镜放到载物台上以后,仍需做一些调节.

调节的目的是使三棱镜的折射棱与分光计的转轴平行.

调节方法如下:

接通目镜照明电源,使望远镜内的小灯泡点燃.将棱镜放在载物台上,使折射面之一如 AC 面与载物台调平螺丝 B_1 和 B_2 的连线垂直(如图 3-9-3 所示),连同棱镜转动游标盘,使棱镜的折射面 AB 对着望远镜,通过目镜观察.调节载物台调平螺丝 B_3,使绿"十"字像的水平线与分划板上的水平刻线重合(千万不要调节望远镜光轴高低调节螺丝,否则调好的望远镜又要重调)然后转动游标盘,使棱镜的另一折射面 AC 对着望远镜,观察绿"十"字像的水平线是否与分划板的上水平刻线

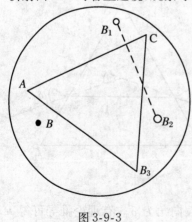

图 3-9-3

重合,若不重合,则说明棱镜的截面与折射棱不严格垂直,这时就只好微调一下 B_1 或 B_2 使之重合.再转游标盘使棱镜折射面 AB 对着望远镜,观察原先调好的绿"十"字像的位置是否变动,若变动再如前一样调试.如此多次反复,直到无论从这两折射面的任一面反射回来的绿"十"字像,其水平线都和分划板的上水平刻线重合.至此棱镜的折射棱就和分光计的转轴平行,即两折射面都和分光计的转轴平行.

3. 测顶角 A

关闭目镜照明电源,点燃钠光灯,使其照

亮狭缝.转动游标盘(载物台及棱镜也一起转动),使棱镜的 A 角对着平行光射来的方向,基本上将平行光束分为两半(如图 3-9-4 所示),这时入射光线经 AB 和 AC 两个平面反射.将游标盘止动螺丝锁紧,转动望远镜使之对着 AB 面反射出来的光,并将分划板上的竖直刻线对准狭缝的像,拧紧望远镜止动螺丝,固定望远镜,微调望远镜微调螺丝,使分划板上的竖直刻线对准狭缝像的中间位置,记下此时望远镜的方位角 θ.松开望远镜止动螺丝,转

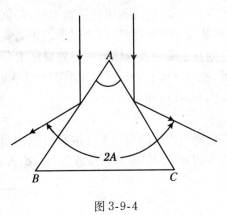

图 3-9-4

动望远镜,使它对着 AC 面反射出来的光,同样读出望远镜这时的方位角 θ′.可以证明

$$A = \frac{1}{2}(\theta' - \theta) \tag{3-9-2}$$

为了消除由于刻度盘中心和游标盘中心不完全重合而造成的偏心差,故在游标盘的对径方向设有两个游标.因此对上述望远镜的先后两个位置,由左右两个游标所指示的读数应分别为 θ_l、θ_r 和 $\theta_l{}'$、$\theta_r{}'$,则

$$A = \frac{1}{2}\left(\frac{\theta_l{}' - \theta_l}{2} + \frac{\theta_r{}' - \theta_r}{2}\right) \tag{3-9-3}$$

4. 测定最小偏向角

松开游标盘止动螺丝,并使游标盘带着载物台及棱镜一起转动,使得棱镜的 AB 面斜对着入射光,如图 3-9-5 所示.转动望远镜,使其对着由三棱镜折射出来的光,然后再慢慢转动游标盘,则望远镜里的狭缝的像也跟着移动.若狭缝像的偏向角增大,则反方向转动游标盘,这样偏向角将会减小.继续沿此方向转动游标盘,并同时转动望远镜跟踪狭缝的像.当游标盘转动到某一位置时,狭缝的像将会停住然后开始往反方向移动,在这狭缝像的折返点处,棱镜对于入射的钠黄光来说,就是处在最小偏向角的位置了,锁紧游标盘止动螺丝,以固定棱镜的位置.转动望远镜使分划板上的竖直刻线与这折返点位置重合,锁紧望远镜止动螺丝,以固定望

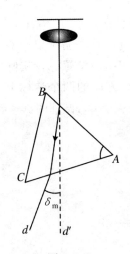

图 3-9-5

远镜的位置.再调节游标盘微调螺丝和望远镜微调螺丝,微调棱镜和望远镜的位置,以检查分划板的竖直刻线是否的确与狭缝像的移动折返点位置重合,若不重合,调节望远镜微调螺丝直至完全重合为止,这时记下望远镜

的方位角 d.松开载物台锁紧螺丝,降低载物台,使平行光管发出的平行光的一部分,从棱镜上方通过.松开望远镜止动螺丝,转动望远镜使其正对着平行光管,并使分划板上的竖直刻线再次与狭缝像重合,旋紧望远镜止动螺丝,调节望远镜微调螺丝,使分划板上的竖直刻线对准狭缝像的中间位置,记下这时望远镜的方位角 d'.由图3-9-5可知

$$\delta_m = d - d' \tag{3-9-4}$$

考虑到望远镜的同一个方位角可以在两个游标上读数,则上述望远镜的先后两个方位角 d 和 d',应分别读数为 d_r、d_l 和 $d_r{}'$、$d_l{}'$.故

$$\delta_m = \frac{1}{2}\left[(d_r{}' - d_r) + (d_l{}' - d_l)\right] \tag{3-9-5}$$

【数据记录和处理】

1. 表格自行设计.

2. 按步骤3的方法做三次,求得顶角 A 的三个数值 A_1、A_2 和 A_3,然后求出 A_1、A_2、A_3 的平均值 A.

3. 按步骤4的方法做三次,求得最小偏向角 δ_m 的三个数值 δ_{m1}、δ_{m2} 和 δ_{m3}.然后求出 δ_{m1}、δ_{m2}、δ_{m3} 的平均值 δ_m.

4. 将 A 和 δ_m 的数值代入公式(3-9-1),求得棱镜材料对钠黄光的折射率 n.

【思考题】

1. 调节三棱镜的目的是什么?

2. 若分光计的刻度盘中心 O_1 与游标盘中心 O_2 不重合(即偏心)(见图3-9-6).设游标盘实际转动角度 φ,而在游标盘对径方向的两个游标上读数分别为 φ_1 和 φ_r,且 $\varphi \neq \varphi_1 \neq \varphi_r$,试证明:$\varphi = \frac{\varphi_1 + \varphi_r}{2}$.

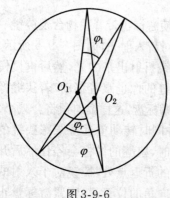

图 3-9-6

3-10　用衍射光栅测定光波波长

【实验目的】

1. 学习用衍射光栅测光波波长的方法.
2. 加深对衍射光栅的了解,验证光栅公式.

【实验器材】

衍射光栅及光栅夹,光具座,会聚透镜及透镜夹,钠光灯,直尺及指示箭头,狭缝装置平面镜.

【实验原理】

衍射光栅是根据多缝衍射原理制成的一种光学元件,由大量平行、等宽、等间距的狭缝所组成.即用划线机在平玻璃上,划出一系列平行等间距的刻痕,被划线的地方使射来的光发生散射,未被划线的地方仍可以透过较多的光线,从而相邻两刻痕之间成为透光的狭缝.相邻狭缝之间的距离称为光栅常数 d.和棱镜一样,光栅也是一种分光元件.由于光栅衍射条纹明亮细锐,分辨本领非常高,所以常用光栅作光谱仪的色散元件.光栅衍射原理是晶体结构 X 射线分析和近代频谱分析与光学信息处理的基础.光栅有透射式和反射式两种,本实验用的是透射式光栅.

实验中,实验者眼睛在光栅后面进行观察.点光源 S 发出的光线经狭缝和凸透镜后形成平行光(如图 3-10-1 所示),平行光束经光栅各缝衍射后,将在实验者眼睛视网膜上形成衍射条纹(称为谱线)——锐细的亮线.由光栅方程可知第 n 级亮条纹(亦称第 n 级像)所对应的衍射角 θ_n(即衍射光线与光栅平面法线之间的夹角)应满足下列条件:

$$d\sin\theta_n = \pm\, n\lambda, \quad n = 0,1,2,3,\cdots \tag{3-10-1}$$

由此可以看出,若已知光栅常数 d 和 n 级条纹所对应的衍射角 θ_n,即可求出光波波长 λ.

实验时,实验者会感觉在正前方有一系列的亮条纹沿着标尺依次排列,分别对应视网膜中的各级像,即实验者透过光栅可看到映在直尺上的衍射条纹.由于实验中光栅与标尺间的距离 b 较大,并且观察时实验者眼睛离光栅很近,则有 $\sin\theta_n \approx \tan\theta_n \approx a_n/b$,由此得到:

$$\lambda = \frac{da_n}{nb} \qquad (3\text{-}10\text{-}2)$$

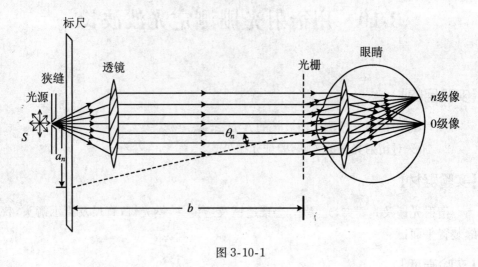

图 3-10-1

【实验步骤】

1. 将各仪器按图 3-10-1 所示放置,标尺水平并紧靠狭缝放置,其中心正对狭缝.光栅的狭缝应竖直放置.

2. 将光源、狭缝、透镜、光栅调成共轴等高,方法见第 2 部分的实验 2-3.

3. 利用自准直法使会聚透镜的焦平面落在狭缝上,使由狭缝过来的光成为平行光.

尽量拉大光栅与直尺之间的距离,记下 b 值,一实验者移动标尺上的指示箭头,另一实验者紧贴光栅看映在直尺上的衍射条纹,使直尺上的指示箭头与左边第一级像重合,读数为 $a_{左}$.再移动指示箭头使其与右边第一级像重合,读数为 $a_{右}$,则 $a_1 = \dfrac{|a_{左} - a_{右}|}{2}$.

4. 同样方法测量 a_2、a_3.

5. 根据公式(3-10-2)得到各式计算值 λ_1、λ_2、λ_3.再计算平均值 $\overline{\lambda}$,平均绝对误差 $\overline{\Delta\lambda}$,相对误差 E 及相对偏差 B.

【数据记录与处理】

根据上述实验步骤把得到的数据记入表 3-10-1 中.

表 3-10-1

级数 n	$a_左$(cm)	$a_右$(cm)	a_n(cm)	λ_n(nm)	$\Delta\lambda$(nm)
1					
2					
3					
平均值					

$b =$ _____cm,　$d =$ _____cm,　$\lambda_{公认值} =$ _____nm.

$$E = \frac{\overline{\Delta\lambda}}{\overline{\lambda}} \times 100\% = \underline{\quad\quad}, \quad B = \frac{|\overline{\lambda} - \lambda_{公认}|}{\lambda_{公认}} \times 100\% = \underline{\quad\quad}$$

【注意事项】

1. 勿用手指擦、捏光栅面及透镜面.
2. 请勿打碎透镜及光栅.

【思考题】

1. 复色光的光栅衍射条纹是什么样的?
2. 在调节过程中,如果发现谱线倾斜,说明什么问题? 应如何调节?
3. 实验中如果水平放置的标尺未与光具座垂直,对实验结果有何影响?

3-11　用牛顿环测量球面的曲率半径

【实验目的】

1. 从实验的角度了解等厚干涉的原理.
2. 学习读数显微镜的调整和使用.

【实验器材】

JCD3 型读数显微镜一台, 牛顿环装置一套, 钠光灯一套.

【实验原理】

　　在一块平面玻璃上放置一焦距很大的平凸透镜, 使其凸面与平面接触(如图 3-11-1 所示), 则在接触点附近形成一空气间隙. 用单色光从透镜上方垂直入射到空气间隙上. 由于入射光在空气间隙的上表面(ACB 面)和下表面(DCE 面)的反射光之间有光程差, 因此在空气间隙的上表面附近就产生等厚干涉条纹. 由于 ACB 是球面的一部分, 所以光程差相等的地方就是以 C 点为中心的同心圆, 因而干涉条纹也就是一组以 C 为中心的明暗相间的同心圆环(图 3-11-2), 这种干涉图样称为牛顿环. 牛顿环是一种典型的等厚干涉, 是分振幅法产生的干涉.

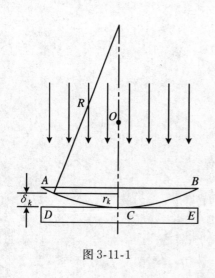

图 3-11-1

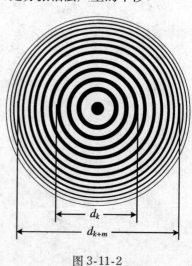

图 3-11-2

设入射光是波长为 λ 的单色光,与 C 点水平距离为 r_k 处的空气间隙厚度为 δ_k,则空气间隙上下表面所反射的光的光程差 Δ 为

$$\Delta = 2\delta_k + \frac{\lambda}{2} \tag{3-11-1}$$

其中,$\lambda/2$ 项是由于光在空气间隙下表面反射时发生半波损失所引起的附加光程差.由图 3-11-1 的几何关系可知

$$\frac{\delta_k}{r_k} = \frac{r_k}{2R - \delta_k} \tag{3-11-2}$$

式中,R 是球面 ACB 的曲率半径.因 R 一般在数十厘米至数米,而 δ_k 最大也不超过几毫米($2R \gg \delta_k$),故在式(3-11-2)中,可认为 $2R - \delta_k \approx 2R$,故得

$$\delta_k = \frac{r_k^2}{2R} \tag{3-11-3}$$

当光程差等于半波长的奇数倍时,发生干涉相消,形成暗环.由式(3-11-1)得

$$2\delta_k + \frac{\lambda}{2} = (2k+1)\frac{\lambda}{2}, \quad k = 0,1,2,3,\cdots \tag{3-11-4}$$

其中,k 是暗环的级数.

将式(3-11-3)代入式(3-11-4)便得到 k 级暗环的半径为

$$r_k = \sqrt{kR\lambda} \tag{3-11-5}$$

k 级暗环的直径为

$$d_k = \sqrt{4kR\lambda} \tag{3-11-6}$$

若已知 λ,用实验的方法测量出干涉暗环的直径 d_k,就可由式(3-11-6)算出待测球面曲率半径 R.但由于平凸透镜和平面玻璃的接触点因受力会引起形变,而且接触处也可能存在尘埃或缺陷等,故干涉的中心就不是一点而是一个很不规则的圆片,使得干涉环的级数很难确定.因此在实验测量中经常采用测量不同级数干涉环直径的差值的方法,避免了确定 k 值的困难.但牛顿环是双光束干涉条纹,干涉条纹并不细锐,故在测量干涉环直径时,读数显微镜的测量准线对准条纹时产生的定位误差约为干涉条纹间距的 1/10.为了提高测量结果的精密度,常采用测量相距较远的两个暗环直径的差值(见图 3-11-2).设待测的第 k 级暗环和第 $k+m$ 级暗环的直径各为 d_k 及 d_{k+m},由式(3-11-6)得

$$d_{k+m}^2 - d_k^2 = 4mR\lambda \tag{3-11-7}$$

$$R = \frac{d_{k+m}^2 - d_k^2}{4m\lambda} \tag{3-11-8}$$

在实验中测得间隔 m 级暗环的两干涉暗环的直径,由式(3-11-8)就可求出 R 的值.

为了减小实验误差,我们采用分别测量 5 组相距 20 级的两个干涉暗环的直

径,即测量出下述干涉暗环的直径:d_6、d_7、d_8、d_9、d_{10} 及 d_{26}、d_{27}、d_{28}、d_{29}、d_{30},其中,d 的下标数字为自中心数起的暗环序数,并不代表级数.

【实验步骤】

1. 将读数显微镜放至工作台上.由于在测量过程中不允许读数显微镜有丝毫晃动,因此要注意摆放平稳.

2. 调节读数显微镜目镜视度调节手轮,直至看清楚分划板上的"十"字刻线.将牛顿环装置放至读数显微镜的工作台面上.

3. 将钠光灯放在读数显微镜的前方,打开钠光灯.调节钠光灯的位置,以使射出的光线能照在半反镜上.

4. 通过目镜观察牛顿环,旋转调焦手轮,由下向上移动镜筒直至看到的牛顿环清晰为止.移动牛顿环装置,通过目镜观察,以使分划板上的"十"字刻线中心大致位于牛顿环的圆心处.

5. 转动测微鼓轮,显微镜的镜筒将在水平方向移动,由此通过目镜观察一下干涉环的全貌.并注意比较干涉环的中心部分和边缘部分的条纹是否同样清晰,若不是同样清晰,应调节钠光灯的光照方向.

6. 测出各暗环直径两端的位置 X_L、X_R,求出各暗环的直径 d.

7. 分别将 6 和 26、7 和 27、8 和 28、9 和 29、10 和 30 条环的直径代入式 (3-11-8) 中,求出 R_1、R_2、R_3、R_4、R_5,然后再求 R 的平均值、平均绝对误差和相对误差,并写出 R 的标准表示式,填入表 (3-11-2) 中.

【数据记录与处理】

根据上述实验步骤,把测得的数据记入表 3-11-1 中.

表 3-11-1

环序数	30	29	28	27	26	10	9	8	7	6
X_L(mm)										
X_R(mm)										
d(mm)										
d^2(mm²)										

$m = $ _____ , $\lambda = $ _____ .

表 3-11-2

	R（mm）	R（mm）	ΔR（mm）	E	$R = \overline{R} \pm \overline{\Delta R}$
1					
2					
3					
4					
5					

【注意事项】

1. 在测量过程中,要防止工作台晃动,以免引起干涉环位置的改变.因此在旋转测微鼓轮时一定要缓慢.

2. 干涉环的序数不能数错.

3. 为防止读数显微镜的"回程误差",测量时应始终沿同一方向进行.

4. 读数显微镜是精密的测量仪器,在使用中应谨慎小心,光学镜头上有灰尘、污物时应用擦镜纸擦拭.

5. 在旋转调焦手轮调节干涉环清晰度时,应注意防止半反镜的镜头触及牛顿环装置上的平凸透镜,以免损坏.

【思考题】

1. 在实验中可以用对牛顿环弦长的测量来代替对直径的测量,如何证明?

2. 为什么在实验中不采用测量某一级牛顿环直径,而是采用测量不同级数牛顿环直径的差值来计算凸球面的曲率半径?

3. 若在实验中让入射光从平面玻璃的下方垂直入射,对实验有无影响,为什么?

4. 若在实验中将平凸透镜换成平凹透镜,能否应用本实验方法测量其凹面的曲率半径? 如果能,试说明理由并推导出相应的计算公式.

5. 牛顿环纹自中心向外由疏变密,如何从理论上解释这一现象?

3-12　偏振光的观察与研究

【实验目的】

1. 观察光的偏振现象,加深理解偏振的基本概念.
2. 了解偏振光的产生和检验方法.
3. 观测布儒斯特角并测定玻璃的折射率.
4. 观测椭圆偏振光和圆偏振光.

【实验器材】

光具座,He-Ne 激光器,光点检流计,两块偏振片,四分之一波片,光电转换装置,观测布儒斯特角装置.

【实验原理】

按照光的电磁理论,光波就是一种电磁波,且是横波.因为在大多数情况下,电磁辐射同物质相互作用时,起主要作用的是电场,所以常以电场强度矢量作为光波的振动矢量,称为光矢量.如果在所有可能的方向上,光矢量的振幅都相等,这样的光称为自然光.如果在垂直于光波传播方向的平面内,光矢量的振动只沿某一固定方向振动,这样的光称为平面偏振光,亦称线偏振光,简称为偏振光;如果光矢量随时间作有规律的变化,其末端在垂直于传播方向的平面上的轨迹呈椭圆(或圆),这样的光称为椭圆偏振光(或圆偏振光);若光矢量在某一确定的方向上最强,且各方向的光振动无固定相位关系,则称为部分偏振光.

偏振光的应用遍及于工农业、医学、国防等领域.利用偏振光装置的各种精密仪器,已为科研、工程设计、生产技术等方面的检验,提供了极有价值的方法.

1. 获得偏振光的方法

(1) 镜面反射

当自然光从空气照射在折射率为 n 的介质(如玻璃、水等)表面上,反射光与折射光都将成为部分偏振光.当入射角为某一特定值 i_0 时,反射光成为完全偏振光,其振动面垂直于入射面,这时入射角 i_0 称为布儒斯特角,也称起偏角,由布儒斯特定律得

$$\tan i_0 = n \tag{3-12-1}$$

其中，n 为介质的折射率.

(2) 玻片堆的折射

当自然光以布儒斯特角入射到由多层平行玻璃片叠放在一起的玻片堆上时，经过多次折射后透过的光就近似于线偏振光，其振动在入射面内.

(3) 晶体双折射产生的寻常光（o 光）和非常光（e 光），均为线偏振光.

(4) 用偏振片可以得到一定程度的线偏振光.

2. 偏振片、波长片及其作用

(1) 偏振片

偏振片是利用某些有机化合物晶体的二向色性，将其渗入透明塑料薄膜中，经定向拉制而成.它能吸收某一方向振动的光，而透过与此垂直方向振动的光.由于在应用时所起的作用不同而叫法不同，用来产生偏振光的偏振片叫做起偏器，用来检验偏振光并确定其振动方向的偏振片叫做检偏器.图 3-12-1 表示自然光通过起偏器与检偏器后的变化.

按照马吕斯定律，强度为 I_0 的线偏振光通过检偏器后，透射光的强度为

$$I = I_0 \cos^2\theta \tag{3-12-2}$$

式中，θ 为入射偏振光振动方向与检偏器透射轴之间的夹角，显然当以光线传播方向为轴转动检偏器时，透射光强度 I 将发生周期性变化.

当 $\theta = 0°$ 时，透射光强最大；当 $\theta = 90°$ 时，透射光强最小（消光状态）；当 $0° < \theta < 90°$ 时，透射光强介于最大值和最小值之间.

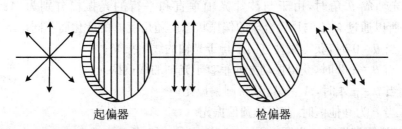

起偏器　　　　　　　　　　检偏器

图 3-12-1

(2) 波长片

当线偏振光垂直射到厚度为 d，表面平行于自身光轴的单轴晶片时，则寻常光（o 光）和非常光（e 光）沿同一方向前进，但传播的速度不同，这两种偏振光通过晶片后，它们的相位差 ψ 为

$$\psi = \frac{2\pi}{\lambda}(n_o - n_e)d \tag{3-12-3}$$

其中，λ 为入射偏振光在真空中的波长，n_o 和 n_e 分别为晶片对 o 光和 e 光的折射率，d 为晶片的厚度.

在某一波长的线偏振光垂直入射于晶片的情况下,能使 o 光和 e 光产生相位差为 $\psi = \pm(2k+1)\pi$(相当于光程差为 $\lambda/2$ 的奇数倍)的晶片,称为对应于该单色光的二分之一波片($\lambda/2$ 波片). 与此相似,能使 o 光与 e 光产生相位差 $\psi = \pm(2k+1)\pi/2$(相当于光程差为 $\lambda/4$ 的奇数倍)的晶片,称为对应于该单色光的四分之一波片($\lambda/4$ 波片). 本实验中所有的波片都是对波长为 632.8 nm 的 He-Ne 激光而言的.

我们知道,两个互相垂直的、同频率且有固定相位差的简谐振动,可用下列方程表示(如通过晶片后 o 光和 e 光的振动),即

$$\begin{cases} X = A_e\cos\omega t \\ Y = A_o\cos(\omega t + \psi) \end{cases}$$

从两式中消去 t,经三角运算后得到合振动的方程式为

$$\frac{X^2}{A_e^2} + \frac{Y^2}{A_o^2} + \frac{2XY}{A_o A_e}\cos\psi = \sin^2\psi \tag{3-12-4}$$

由此式可知:

① 当 $\psi = \pm k\pi, k = 0,1,2,\cdots$ 时,为线偏振光;

② 当 $\psi = \pm(2k+1)\dfrac{\pi}{2}, k = 0,1,2,\cdots$ 时,为正椭圆偏振光,在 $A_o = A_e$ 时,为圆偏振光;

③ 当 ψ 为其他值时,为椭圆偏振光.

如图 3-12-2 所示,当振幅为 A 的线偏振光垂直入射到 $\lambda/4$ 波片上,振动方向与波片光轴成 θ 角时,由于与波片光轴垂直和平行的光振幅分别为 $A\sin\theta$ 和 $A\cos\theta$,所以通过 $\lambda/4$ 波片后合成的偏振状态也随角度 θ 的变化而不同.

a. 当 $\theta = 0°$ 时,获得振动方向平行于光轴的线偏振光;

b. 当 $\theta = \pi/2$ 时,获得振动方向垂直于光轴的线偏振光;

c. 当 $\theta = \pi/4$ 时,$A_o = A_e$ 获得圆偏振光;

d. 当 θ 为其他值时,获得椭圆偏振光.

(3) 椭圆偏振光的测量

椭圆偏振光的测量包括长、短轴之比及长、短轴方位的测定. 如图 3-12-3 所示,当检偏器方位与椭圆长轴的夹角为 ψ 时,则透射光强为

$$I = A_1^2\cos^2\psi + A_2^2\sin^2\psi$$

当 $\psi = k\pi$ 时,$I_{max} = A_1^2$;

当 $\psi = (2k+1)\dfrac{\pi}{2}$ 时,$I_{min} = A_2^2$.

则椭圆长短轴之比为

$$\frac{A_1}{A_2} = \sqrt{\frac{I_{max}}{I_{min}}} \tag{3-12-5}$$

椭圆长轴的方位即为 I_{max} 的方位.

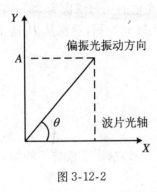

图 3-12-2

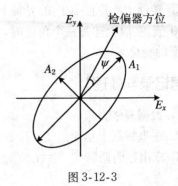

图 3-12-3

【实验步骤】

1. 起偏与检偏、鉴别自然光与偏振光

① 在光源到光屏间的光路上插入起偏器 P_1,旋转 P_1,观察光屏上光斑亮度的变化情况并确定入射光的偏振情况.

② 固定起偏器 P_1 的方位,在 P_1 后面再插入检偏器 P_2.将 P_2 旋转 360°,观察光屏上光斑亮度的变化情况,确定有几个消光位置.

③ 以硅光电池代替光屏接收 P_2 出射的光束,旋转 P_2,每转过 10° 记录一次相应的光电流值,共转 180°.在坐标纸上作出 $I \sim \cos^2 \theta$ 关系曲线.

2. 观察布儒斯特角及测定玻璃折射率

① 在起偏器 P_1 后,插入测布儒斯特角装置,再在 P_1 和装置之间插入一个带小孔的屏.调节玻璃平板,使反射光束与入射光束重合,记下初始角 i_1.

② 一面转动玻璃平板,一面同时转动起偏器 P_1,使其透过方向在入射平面内.重复调节至反射光消失为止,记下此时玻璃平板的角度 i_2,重复测量三次,求出平均值,算出布儒斯特角 $i_0 = i_2 - i_1$,并由式(3-12-1)计算玻璃的折射率 n.

③ 把玻璃平板固定在布儒斯特角的位置上,去掉起偏器 P_1,在反射光束中插入检偏器 P_2,转动 P_2,观察反射光的偏振状态.

3. 观测椭圆偏振光和圆偏振光

① 先使起偏器 P_1 和检偏器 P_2 的透射轴垂直(即检偏器 P_2 后的光屏上处于消光状态),在起偏器 P_1 和检偏器 P_2 之间插入 $\lambda/4$ 波片,转动波片使 P_2 后的光屏上仍处于消光状态.用硅光电池(及光点检流计组成的光电转换器)取代光屏.

② 将起偏器 P_1 转过 15° 角,调节硅光电池使透过 P_2 的光全部进入硅光电池的接收孔内,转动检偏器 P_2,找出最大电流和最小电流的位置,并分别记下光电流的

数值.重复测量三次,求其平均值.

③ 转动 P_1,并且使 P_1 的光轴与 $\lambda/4$ 波片的光轴的夹角依次为 $30°$、$45°$、$60°$、$75°$、$90°$ 值,在取上述每一个角度时,都将检偏器 P_2 转动一周,观察从 P_2 透出的光的强度的变化.

【数据记录与处理】

1. 数据表格自拟.

2. 在坐标纸上描绘出 $I = I_0 \cos^2 \theta$ 关系曲线.

3. 求出布儒斯特角 $i_0 = i_2 - i_1$,并由公式(3-12-1)求出平板玻璃的相对折射率 n.

4. 由公式(3-12-5)求出 $20°$ 时椭圆偏振光的长、短轴之比.

【注意事项】

1. 使用光学元件时要轻拿轻放,避免元件受损.

2. 不要用手接触光学元件表面.

3. 若光学元件表面有污痕,不能自行处理,应请教师指导处理.

【思考题】

1. 什么是自然光、部分偏振光和完全偏振光? 通过对光的起偏和检偏的观测,你应当怎样辨别自然光和平面偏振光?

2. 玻璃平板在布儒斯特角的位置上时,反射光束是什么偏振光? 它的振动是在平行于入射面内还是在垂直于入射面内?

3. 当 $\lambda/4$ 波片与 P_1 的夹角为何值时产生圆偏振光?

3-13 用糖量计测定糖的百分含量

【实验目的】

掌握糖量计的工作原理及使用方法.

【实验原理】

若入射光线与晶体主光轴不平行,则当光线经过晶体时,会发生双折射现象.如图 3-13-1 所示,一束光线 SC,经过晶体 M 以后,分成 CAO 和 CBE 两束.这两束光线都是偏振光.为了获得只有一束固定振动面的偏振光,可以使光通过尼科耳棱镜.当偏振光沿着晶体光轴方向经过某些晶体或溶液时,它的振动面将沿光轴旋转,直到离开晶体表面为止,这种现象称为旋光性.这些能使光的振动面发生旋转的物质称为旋光质.如果用偏振光来做试验,就很容易测出振动面旋转的角度,旋光质使光的振动面旋转的角度 θ 与光的行程 L(即旋光质的厚度)成正比,对溶液来讲还与它的浓度成正比,其关系可由下式表示:

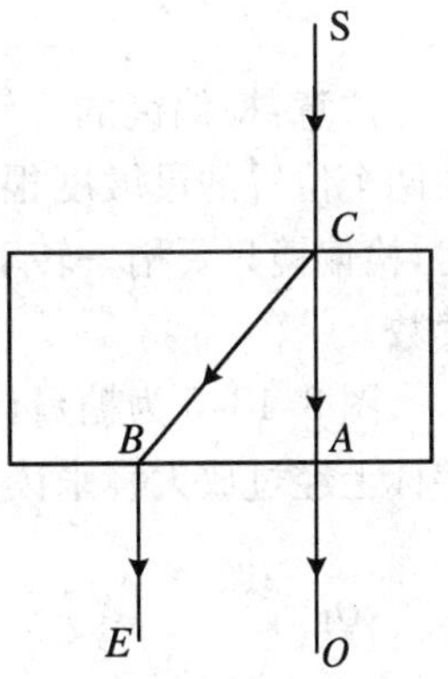

$$\theta = \alpha C \cdot L \qquad (3\text{-}13\text{-}1)$$

式中,光的行程 L 的单位为米,C 为溶液的浓度,单位为克/升,α 为旋光率,即光线在每 1 升中含一克溶质的溶液内,经过一米后振动面所旋转的角度.根据上式可以求出旋光质的浓度:

$$C = \theta / \alpha L \qquad (3\text{-}13\text{-}2)$$

图 3-13-1

糖量计的构造如图 3-13-2 所示,B 与 C 是光阑,E 管内有一滤光器 F,它的作用是使透过筒管 E 的光波波长范围变得比较狭窄而单纯,筒管 E 的另一个作用是使透过 E 的光成为平行光,P 为一尼科耳棱镜,称为偏镜,其后上方置一半圆形石英片 Q.从 E 管出来的光经过起偏镜后成为偏振光,一半经过石英片 Q,另一半不经过石英片 Q.经过石英片 Q 的部分,其振动面被旋转一角度,因此到达检偏镜 A(尼科耳棱镜)的光有两个振动面 A_1B_1 和 $A_1'B_1'$(图 3-13-3).其中,A_1B_1 是不经过石英片的部分,$A_1'B_1'$ 是经过石英片的部分.当检偏镜的光轴 O_1O_1' 与两个振动面所成的角度相等时,则视野两半的亮度相等.这时如果让分成两个振动面的光到达检偏镜之前通过盛满糖溶液的管子 H,因为糖溶液能使两部分的振动面 A_1B_1 和 $A_1'B_1'$(图 3-14-3)同时都旋转一个角度 θ,此时振动面 A_2B_2 和 $A_2'B_2'$ 已与检偏镜的光轴 O_1O_1' 不成等角,视野中两部分亮度不同,如图 3-14-4 所示.这时必须把检偏镜的光轴也沿糖溶液旋光的方向旋转一角度 θ 到 O_2O_2' 位置,才能看到视野的两半亮度相等.这样从刻度盘上读出检偏镜旋转的角度 θ,量出溶液的长度 L,根据公式(3-13-2)就可以测定溶液的含量.

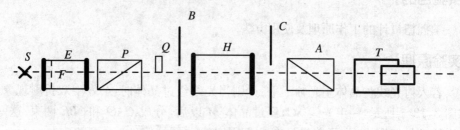

图 3-13-2

注意:检偏镜的光轴 OO' 与两振动面 AB,$A'B'$ 成等角的位置分别有四个,其中两个位置的灵敏度很差,而另两个位置的灵敏度比较好,处在灵敏度好的位置时,检偏镜只要稍一转动亮度就会变化,实验时应该取用灵敏度比较高的位置进行读数.

图 3-13-5 为糖量计的外观图,检偏镜与刻度盘固定连着,它所转动的角度从游标上经过放大镜来读出.盛满溶液的管子放在糖量计中间的槽床内.

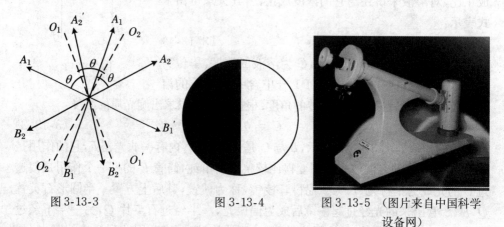

图 3-13-3   图 3-13-4   图 3-13-5 （图片来自中国科学设备网）

【实验步骤】

1. 先取出 H 管,并把钠光光源放在 E 管前,调节目镜,使能清楚地看见视场中的分界线.然后定出检偏镜的零点.这样重复测量三次,最后求出检偏镜在刻度盘上零点位置的平均读数 θ_1.

2. 把装有葡萄糖溶液的 H 管放到槽床内,注意目镜的情况,必要时需校准目镜使视场清晰,向右转动检偏镜,使视场两半的照度恢复相等,重复调节三次,取得平均值 θ_2.

3. 由 $\theta_2 - \theta_1 = \theta$,得到葡萄糖使光振动面旋转的角度.

4. 从 H 管读出糖溶液在管中的长度 L,以米为单位计算.

5. 将 θ, α, L 的值代入方程(3-13-2)中即求得葡萄糖的浓度 C.

6. 按照果糖在 $20°$ 时对钠光的旋光率 $\alpha = -88.5 \,℃/m$(负号代表左旋),并求得果糖溶液的浓度 C.

【思考题】

试述图 3-13-2 各部分的作用.

3-14　薄透镜焦距的测定

【实验目的】

1. 掌握测量薄透镜焦距的几种方法.
2. 掌握光学元件共轴等高的调节方法.

【实验器材】

光具座、光源、物屏、像屏、透镜夹、凸透镜、凹透镜、平面镜、手电筒.

【实验原理】

根据几何光学理论,薄透镜的成像公式为

$$\frac{1}{u} + \frac{1}{v} = \frac{1}{f} \tag{3-14-1}$$

式中,u、v、f 分别是物距、像距和焦距.使用此公式时,符号规则如下:实物、实像、实焦点,u、v、f 取正值;虚物、虚像、虚焦点,u、v、f 取负值.

测定透镜焦距的方法很多,下面介绍几种常见的方法.

1. 自准直法测凸透镜焦距

当物体处在透镜的焦平面上时,物体上某点 A 发出的光线经透镜后成一束平行光,如图 3-14-1 所示.若用与透镜主光轴垂直放置的平面镜将此束平行光反射回来,反射光再通过透镜后,又会聚于物体所在的焦平面上 A' 点,而且 A 点与 A' 点是关于主光轴对称的.若物体为一线状物,则在物体所在的焦平面上能成一清晰的倒立的实像.可见,物体到透镜的距离就是透镜的焦距.

2. 共轭法测凸透镜焦距

如图 3-14-2 所示,若保持物体与像屏之间的距离不变,改变凸透镜的位置可在像屏上得到两次清晰的像.

设物体与像屏间的距离为 d,两次成像透镜所在两位置为 x_1、x_2,其间距为 l,则由图得

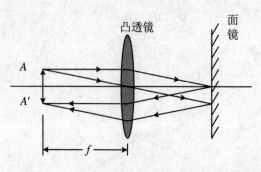

图 3-14-1　自准直法测凸透镜焦距

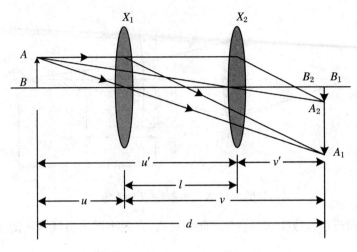

图 3-14-2　共轭法测凸透镜焦距

$$u + v' + l = d, \quad u' + v - l = d$$
$$u = v', \quad u' = v$$
$$u = \frac{d - l}{2}, \quad v = \frac{d + l}{2}$$

将 u 和 v 代入式(3-14-1)得

$$f = \frac{d^2 - l^2}{4d} \tag{3-14-2}$$

由此可知,只要测出 d 和 l 即可得 f.由于 d 和 l 的测量都比较准确,所以此种方法测透镜焦距比较准确.但必须注意,此种方法要求物体与像屏之间的距离必须大于透镜焦距的 4 倍,这从式(3-14-2)可看出 $4f = d - l^2/d$,若 $d < 4f$,则 l 不能为实数.

3. 虚物成像法测凹透镜焦距

一般情况下实物发出的光线经凹透镜后总是发散的不能在像屏上成实像,所以凹透镜的焦距需用间接的方法测定.

如图 3-14-3 所示.用一凸透镜与待测凹透镜合并使用,合并后的透镜组便可使光线会聚.在凸透镜与其像 Q_1 之间插放一凹透镜,使 Q_1 成为凹透镜的虚物,而 Q_2 就是凹透镜的实像.测出 u、v 代入式(3-14-1)即可求出凹透镜的焦距 f.

【实验步骤】

1. 自准直法测凸透镜焦距

① 将被光源照亮的带箭头"↑"的物屏、凸透镜、平面镜按图 3-14-1 所示依次安放在光具座(图 3-14-4)上,并调节使之共轴.

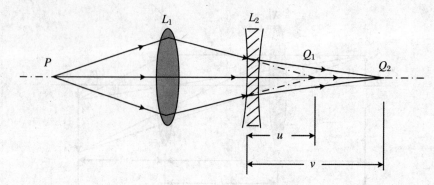

图 3-14-3　凹透镜焦距的测定

② 移动凸透镜改变它与物屏之间的距离,直到物屏上出现清晰倒立的箭头像为止.

③ 测出透镜与物屏之间的距离即为凸透镜焦距 f.

④ 再重复测量两次,求三次测量的平均值.

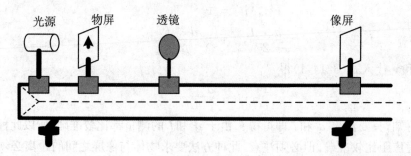

图 3-14-4　光具座

2. 共轭法测凸透镜焦距

① 如图 3-14-4,将光源、物屏、凸透镜和像屏依次安放在光具座上,调节使之共轴,并使物屏和像屏之间的距离大于透镜焦距的四倍,即 $d > 4f$.测出 d.

② 按图 3-14-2 的示意,移动透镜,记下像屏上两次出现清晰像时所对应的透镜的位置 l_1、l_2,则 $l = l_2 - l_1$.将 d,l 代入式(3-14-2)即可求得凸透镜焦距 f.

③ 再重复测量两次,求三次测量的平均值.

3. 虚物成像法测凹透镜焦距

① 如图 3-14-4 所示,将光源、物屏、凸透镜、像屏依次安放在光具座上,并调节使之共轴.

② 调节凸透镜 L_1 或像屏的位置,直到像屏上出现清晰倒立缩小的像 Q_1 为止,记下像屏的位置 Q_1.

③ 将凹透镜 L_2 插放在凸透镜 L_1 与像屏 Q_1 之间,则 Q_1 为凹透镜 L_2 的虚物. Q_1 与凹透镜 L_2 之间的距离即为物距 u,此时屏上的像模糊不清.保持凸透镜位置不变,稍稍远移像屏,使屏上出现一清晰像 Q_2,记下此时像屏的位置 Q_2,与凹透镜的位置 L_2 之间的距离,即像距 v.

④ 将 u、v 代入式(3-14-1)求出凹透镜焦距 f.

⑤ 改变凸透镜的位置,重复上述步骤再做两次,求三次测量的平均值.

【数据记录与处理】

1. 表格自行设计.
2. 计算各次测量结果的绝对误差和相对误差.

【注意事项】

爱护透镜,当心打碎.勿用手指捏透镜表面.

【思考题】

1. 在使用光具座测透镜焦距时,为何要先调节各元件共轴?
2. 共轭法测凸透镜焦距有何优点?
3. 如何理解"虚物"的概念?

3-15 用模拟的方法研究眼睛的屈光不正及其矫正

【实验目的】

1. 通过实验加深理解眼睛成像的光学原理.
2. 了解矫正眼睛屈光不正的方法.

【实验器材】

光具座、光源、物屏、像屏、透镜夹、槽板,焦度不等的双凸透镜(模拟眼)7 片,凹凸、凸凹透镜(矫正用眼镜片)若干.散光透镜(散光眼)、柱面透镜各 1 片,双凸透镜 1 片(用作产生平行光的元件).

【实验原理】

从光学的观点来看,人的眼睛是由 6 个球面组成的共轴球面系统.系统的折射能力正常的眼称为正视眼.正视眼通过调节,远近不同的物体均能成像于视网膜上.正视眼不调节时,平行光入射到眼睛后,能成像在视网膜上(见图 3-15-1(a)).若眼睛折射系统的折射能力过强,或眼球的前后径过长,或二者兼有,那么,当眼不调节时,平行光入射到眼睛后,将成像在视网膜前,视网膜上的像模糊不清,则称这种眼为近视眼(见图 3-15-1(b)).若眼睛折射系统的折射能力过弱,或眼球的前后径过短,或二者兼有,那么,当眼不调节时,平行光入射到眼睛后,将成像在视网膜后,视网膜上的像模糊不清,则称这种眼为远视眼(见图3-15-1(c)).

近视眼的矫正方法是佩戴适当的凹透镜,使光线进入眼睛之前,先适当发散,然后再经眼系统折射成像在视网膜上(见图 3-15-2(a)).

远视眼的矫正方法是佩戴适当的凸透镜,使光线进入眼睛之前,先适当会聚,然后再经眼系统折射成像在视网膜上(见图 3-15-2(b)).

若眼的折射系统沿不同方向子午线的曲率半径不同,则对应的不同子午面内的光线聚焦能力也不同,因此会产生像散.即点光源经眼折射后始终不能成点像,如图 3-15-3 所示,这种眼睛叫散光眼.散光眼看物体时,不论物体远近,均不能在视网膜上成清晰的像.散光眼看正方格时,则见纵横宽度不相等;看正交线时,则上下左右交角不同,且往往不能同时看清楚.

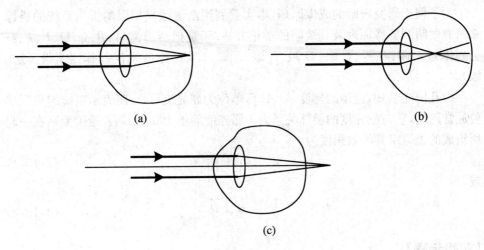

图 3-15-1　正视眼、近视眼和远视眼

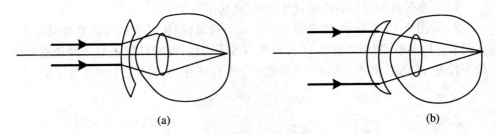

图 3-15-2　近视眼和远视眼的矫正

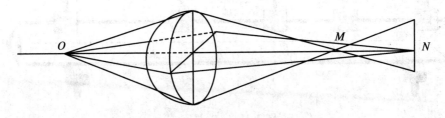

图 3-15-3　散光眼

　　矫正散光眼的方法是佩戴适当的柱面镜. 例如在图 3-15-3 中, 设 M 是视网膜的位置, 由于眼系统对水平子午面内的光线会聚能力较弱, 即光线在视网膜后会聚, 因此通常把这种情况称为"远视散光". 矫正远视散光眼的方法是佩戴适当的凸柱面镜.

　　若视网膜的位置在图中 N 点, 此时由于眼系统对竖直子午面内的光线会聚能力过强, 即光线在视网膜前会聚, 因此通常把这种情况称为"近视散光". 矫正近视散光眼的方法是佩戴适当的凹柱面镜.

为了便于研究眼睛的成像原理,本实验利用凸透镜模拟眼的折射系统的成像来研究眼睛的成像原理及其缺陷的矫正方法.于是把凸透镜 A、B、C、D、E、F、G 分别作为 A 眼、B 眼、C 眼、D 眼、E 眼、F 眼、G 眼,把散光镜 S 作为 S 眼(散光眼).

由几何光学知,透镜的焦度 $\varphi = 1/f$,单位为屈光度(D).而表示眼镜的焦度单位通常用度,它与屈光度的换算关系为 1 屈光度等于 $100°$.由两片透镜紧贴在一起所组成的透镜组其等效焦度为

$$\varphi = \varphi_1 + \varphi_2 \tag{3-15-1}$$

或

$$\frac{1}{f} = \frac{1}{f_1} + \frac{1}{f_2} \tag{3-15-2}$$

【实验步骤】

1. 观察带有编号的各透镜及外形,明确其作用.

2. 按图 3-15-4 所示,将光源、物屏、双凸透镜、槽板及像屏安放在光具座上,并调节它们共轴.利用实验 3-14 介绍的自准直方法,使物体发出的光经透镜后成为平行光,即光源、物屏、透镜三者构成一个平行光源,然后将它们的位置固定.

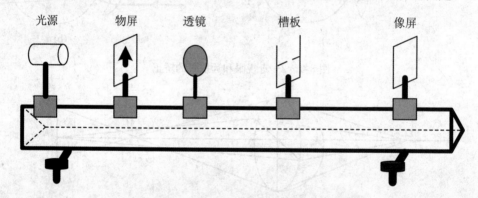

图 3-15-4 光具座

3. 将 A 眼插入槽板内,让平行光入射到 A 眼上,然后调节像屏位置,使发光物体在像屏上成一清晰的像.此时,槽板与像屏间的距离就是 A 眼的焦距.改变槽板的位置,再重复测两次,将三次测量的 A 眼焦距记入表 3-15-1.

4. 取下 A 眼,分别用 B、C、E、F、G、D 眼依次替换,仿步骤 3 分别测出它们的焦距并记入表 3-15-1.

5. 将 D 眼作为正视眼,则 D 的焦点位置即为视网膜位置(成清晰像的像屏位置).固定像屏与槽板的位置不变.将其余 A、B、C、E、F、G 6 个模拟眼与 D 眼比

较,判断它们屈光不正的性质(近视或远视).

6. 用 A 眼换下 D 眼,此时像屏上的像模糊不清,说明 A 眼屈光不正.根据其性质,选择正确的镜片组加以矫正.从选定的镜片组内取出一片镜片插入槽板置于 A 眼的前面,观察像是否清晰,如不清晰,再改换镜片直至满意为止.此时说明 A 眼佩戴此镜片后,屈光不正得到了矫正.将此镜片上所标记的度数记入表 3-15-1.

7. 按照步骤 6 的方法,分别对 B、C、E、F、G 眼进行矫正,将各自佩戴的最佳镜片的度数记入表 3-15-1.

8. 将散光眼 S 插入槽板内,观察像屏上的像是否清晰,如不清晰,移动像屏,找到一个较为满意的位置.然后将矫正散光眼用的柱面镜 Y 放在 S 眼前,以主光轴为轴慢慢旋转,观察像的变化直到清晰满意为止.说明此时散光眼得到了矫正(此处观察即可,不需记录.)

【数据记录与处理】

表 3-15-1　模拟眼屈光不正及其矫正

模拟眼	焦距 f(cm)				焦度(D)	屈光不正的性质	佩戴镜片的焦度	
	1	2	3	平均值			计算值(度)	实配值(度)
A								
B								
C								
D						正视眼		
E								
F								
G								

注:佩戴镜片度数的计算:$\varphi_{Ax} = \varphi_D - \varphi_A$,$\varphi_{Bx} = \varphi_D - \varphi_B$,…

【注意事项】

1. 透镜是易碎品,实验中要轻拿轻放,以防打碎.

2. 本实验所用透镜数目较多,因此透镜要分类摆放,以免难以清点.

【思考题】

1. 常见的眼睛屈光不正有几类？如何矫正？

2. 如果以 D 为正视眼，那么如何判断 A、B、C、E、F、G 的屈光不正的类型？

3. 在某些同学的实验结果中，佩戴镜片焦度的计算值与实配值往往差别较大，试分析他们在哪些操作环节上不够精细？

3-16 测定组合透镜的节点和等效焦距

【实验目的】

1. 加深理解共轴球面系统三对基点的概念.
2. 用测节器测定透镜组的节点和等效焦距.
3. 用成像法测定透镜组的等效焦距.

【实验器材】

光源,凸透镜,平面反射镜,透镜组,测节器,光屏,光具座.

实验装置如图 3-16-1 所示,光具座上装有光源 A(物)、凸透镜 L、测节器 R、光屏 B.透镜组由两个薄透镜 L_1、L_2 组成,分别装在圆筒 M 和 N 的一端,放在测节器上,圆筒 M 插入的长度决定了两透镜间的距离 d.测节器是由一个木槽(滑槽)CD 和固定转轴 Z 组成,木槽 CD 可以支撑透镜组,并能软固定轴 Z 转动,Z 轴垂直于底棱,也与透镜组主光轴垂直.

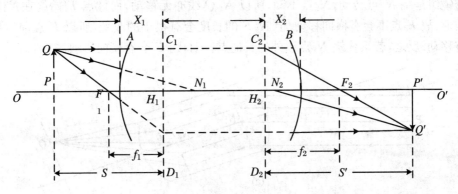

图 3-16-1

【实验原理】

共轴球面系统存在三对基点:两焦点、两主点和两节点.如果通过实验求出共轴球面系统的三对基点,就可求出共轴系统的等效焦距.

物体 PQ 经共轴球面系统 AB 的成像光路如图 3-16-1 所示,图中仅用第一折射面 A 和最后一个折射面 B 示意整个共轴系统.OO' 为系统的主光轴.F_1 和 F_2,

H_1 和 H_2，N_1 和 N_2 分别为一对焦点、主点和节点.物距、像距和等效焦距都是从对应的主平面算起的.如果共轴球面系统前后的媒质折射率相同（例如在空气中），则系统的第一主点 H_1 和第一节点 N_1、第一主点 H_2 和第一节点 N_2 分别重合，两焦距 f_1 和 f_2 相等（以 f 表示），在这种情况下，物距 S、像距 S' 和等效焦距 f 的关系将与薄透镜一样，为

$$\frac{1}{S} + \frac{1}{S'} = \frac{1}{f} \tag{3-16-1}$$

这样，也可以用与薄透镜一样的成像方法，测出物距 S 和像距 S'，利用式（3-16-1）求出共轴球面系统的等效焦距 f.

为了测定 S、S' 和 f，必须首先测定共轴球面系统的节点.根据节点的定义，一束平行光从透镜组左方入射时（如图 3-16-2(a)），光束中的某一条光线经透镜后的出射方向一般和入射方向并不平行.但是其中有一条特殊光线，即经过 N_1 点的光线 PN_1，折射后保持了原来的方向（$N_2Q /\!/ PN_1$）.设 N_2Q 与共轴系统的后焦平面相交于 F 点，则由后焦平面的定义，与 PN_1 方向平行的光线经共轴系统后成像于 F'' 点.若入射光方向 PN_1 与共轴系统光轴平行时，F'' 点将与 F' 点重合（见图 3-16-2(b)）.综上所述，节点应具有下列特性：当平行光从左边射入系统时，如果将系统绕 N_2 点微微转动一个小角度 θ，则平行光经系统后的会聚点 F'' 的横向位置保持不变.这是因为转动系统并不改变入射平行光的方向，PN_1 方向亦不会改变.又因为透镜组是绕 N_2 点转动，N_2 点不动，所以 N_2Q 线亦无移动，而像点 F'' 始终在 N_2Q 线上，故 F'' 点不会有横向移动.但 N_2F'' 的长度会有很小的改变，所以 F'' 点前后稍有移动.反之，若系统绕 N_2 点以外的其他点转动，则 F'' 会有横向移动.

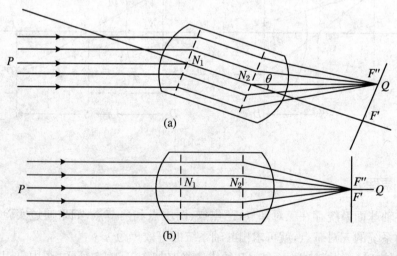

图 3-16-2

【实验步骤】

1. 用测节器测量透镜组的节点和等效焦距

① 固定透镜组 L_1，L_2 间的距离为 $8\,\text{cm}$（d 值的大小是根据 L_1、L_2 的焦距确定的）. 按图 3-16-3 所示装置仪器，并使光源 A、透镜 L_1、L_2 和光屏共轴等高. 透镜组应放在靠近测节器转轴一端. 用自准直法调节 L，使光源 A 处于 L 的焦平面上.

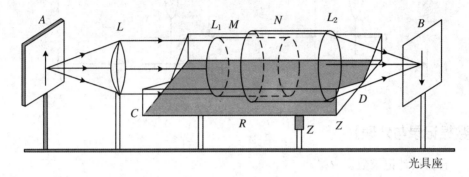

图 3-16-3

② 移动光屏 B 直到在屏上出现清晰的像为止. 根据节点性质可知，如果转轴 Z 位于透镜组的第二节点 N_2 所在平面上，则将测节器绕转轴 Z 在水平面上转动一微小角度时，像的位置和大小保持不变；反之，像的位置和大小将随着测节器的转动而变动，这时则应适当移动透镜组在测节器上的位置，重新调节光屏位置，使屏上出现清晰像后，再转动测节器. 这样反复调节，直至当转动测节器时，光屏上的像始终保持不动且清晰为止. 这时测节器转轴 Z 的位置即为透镜组第二节点 N_2（第二主点 H_2）的位置，光屏 B 的位置即为透镜组第二焦点 F_2 的位置. 计算出 f_2 以及 L_2 到第二节点 N_2 的距离 X_2. 重复上述过程再次测量 f_2 及 X_2，求出其平均值 $\overline{f}_2$ 和 $\overline{X}_2$.

③ 将透镜组掉头放置，依照步骤②，计算出 $\overline{f}_1$ 以及 L_1 到第一节点 N_1 的距离 $\overline{X}_1$.

④ 取 $\overline{f}_1$ 和 $\overline{f}_2$ 的平均值为透镜的等效焦距 $\overline{f}$.

2. 用成像法测定透镜组的等效焦距

① 如图 3-16-3 所示装置仪器，放下凸透镜 L，将光源 A、透镜组 L_1、L_2 分别固定于某一位置. 前后移动屏，使屏上出现清晰的光源 A 的像，如果图 3-16-4 所示. 分别记录光源 A、透镜 L_1、L_2 及光屏 B 的位置，则 $S = AL_1 + \overline{X}_1$，$S = \overline{X}_1 + L_2 B$，利用式 (3-16-1) 计算出透镜组的等效焦距 f.

② 将透镜组掉头放置，依照上面的步骤①，计算出透镜的等效焦距 f'.

③ 取 f 和 f' 的平均值为透镜组的等效焦距 $\bar{f}$.

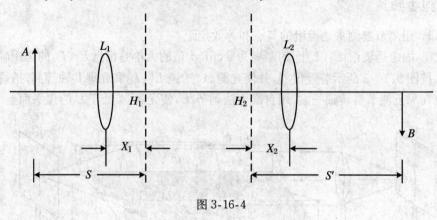

图 3-16-4

【数据记录与处理】

自行设计记录数据表格.

【注意事项】

使用透镜和透镜组时应小心,防止打碎.

【思考题】

1. 在图 3-16-2 中,若转轴在 N_2 的左边(或右边),F'' 在横向如何移动? 为什么?

3-17　光电效应的研究

【实验目的】

1. 研究光电管的伏安特性和光照特性.
2. 加深对光电效应实验规律和光的粒子性的认识.

【实验器材】

光电效应实验仪,直流稳压电源,数字微电流测量仪(量程:0～20 μA),导线若干.

【实验原理】

光电效应是指物质吸收光子并释放出自由电子的现象(如图 3-17-1).当金属表面在适当的光照作用下,金属会吸收光子的能量发射电子,发射出来的电子叫做光电子.其定向运动所形成的电流称为光电流.

对于光电效应的很多实验现象,经典的波动理论无法给出圆满的解释.例如,按照波动光学的观点,光的能量主要和光强有关,光强越强,能量越大.但是在光电效应实验中发现,当入射光的频率小于一定值时,不论入射光的强度多强,照射时间多长,都没有光电子产生.这就说明用波动光学的观点去解释光和物质相互作用是不适用的.

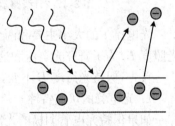

图 3-17-1

1905 年爱因斯坦受普朗克量子假说的启发,提出了光量子假说,即:当光和物质相互作用时,光是以光速 c 运动的粒子流,这些"粒子"称为光子,每个光子的能量为 $E = h\nu$(h 为普朗克常数,ν 为光的频率).

把光子的概念用于解释光电效应时.可以认为,当单个光子和金属内的单个自由电子的作用.电子吸收一个光子,把其能量的一部分用来挣脱金属对它的束缚,余下的一部分变成电子离开金属表面的动能,按能量守恒定律有

$$h\nu = W + \frac{1}{2}mv^2$$

上式称为光电效应方程,其中,$mv^2/2$ 为光电子的初动能,W 为光电子逸出金属表面所需的最小能量,称为逸出功.

由光电效应方程可知,当 $h\nu < W$ 时,即 $\nu < W/h$,没有光电子产生.一般把 ν_0 ($\nu_0 = W/h$)称为极限频率.可见只有当入射光频率大于极限频率时才会产生光电效应.

实验线路如图 3-17-2 所示,图中 W 是光电管,其结构如图 3-17-3.光电管是在抽成真空的玻璃泡,内壁上涂有逸出功小、吸收系数大的锑铯合金薄层作为光阴极 C;阳极 A 位于光电管的中心,接收光电子.没有光照射光电管时,因 A、C 两极间是断开的,电流表 G 的读数为零.当有适当频率的光照射光阴极 C 时,如果再给光电管两极间加上正向电压,光电子就会在电场作用下到达阳极,形成光电流.从电流表上可读取光电流强度 i 的大小.

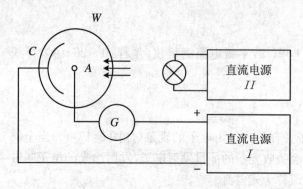

图 3-17-2　线路示意图

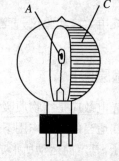

图 3-17-3　真空光电管结构图

光电流 i 的大小主要和两个因素有关:① 光电管两端的电压 U;② 光电管的光照度 E.为了研究光电流和这两个因素的关系.

首先,保持光照度 E 不变,改变光电管两端电压 U.

1. 光电管的伏安特性

如果保持光电管阴极的光照强度 E 一定,逐渐增加 AC 间的正向电压 U,则光流 i 也随之增加.当正向电压增大到一定数值时,光电流不再随之增加,即光电流达到了饱和,这时的光电流称为饱和光电流,用 i_H 表示.这表明单位时间内由阴极 C 发射的光电子已全部被阳极 A 吸收,使光电流刚好饱和时的电压称为饱和电压,用 U_H 表示.如减小正向电压,光电流亦随之减小,当 U 减为零时,因为从阴极发出的光电子具有一定的初速度,即使没有电场力的作用仍有少量光电子可飞向阳极,所以光电流并不为零.如果给 AC 间加上反向电压,此时,阴阳两极间存在反向电场,它阻碍光电子飞向阳极,反向电压越大,阻碍作用越强,电流越小.当反向电压达到一定数值时,使那些具有最大初动能的光电子也无法到达阳极时,此时光电流将完全为零,此时的电压称为遏止电压,用 U_g 表示.光电管光照度一定时,光电流强度与光电管两端电压的关系称为光电管的伏安特性,光电管的伏安特性曲线如图 3-17-4 所示.

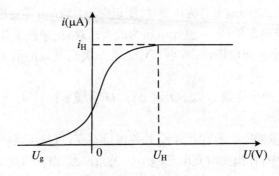

图 3-17-4　光电管的伏安特性曲线图

然后,保持光电管两端电压不变,改变光照度.

2. 光电管的光照特性

如果给光电管所加的正向电压大于 U_H 并保持不变,在入射光频率不变的条件下增加光电管阴极的光照度 E,也就是增加单位时间内辐射到阴极表面的光子数,那么单位时间内从阴极表面逸出的光电子数也随之增加.因为电压大于饱和电压,所以这些光电子将全部飞向阴极形成光电流,所以饱和光电流 i_H 与光照度 E 成正比($i_H \propto E$).实验中用功率一定(6 V,8 W)的小灯泡作为光源.因为小灯泡直径远小于其到光电管的距离 r,所以可以把它看作点光源.则当点光源垂直照射光电管时,光电管阴极光照度 E 与光源到阴极距离 r 的平方成反比,即 $E \propto r^{-2}$,因此有:$i_H \propto r^{-2}$.光电管所加电压大于 U_H,并保持不变时,饱和光电流与阴极光照度 E 的关系称为光电管的光照特性,图 3-17-4 所示的 i_H 与 r^{-2} 的关系图线也就是光电管的光照特性曲线.

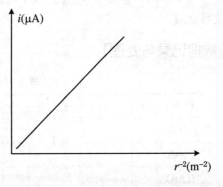

图 3-17-5　光电管的光照特性曲线图

【实验步骤】

1. 研究光电管的伏安特性

① 按照图 3-17-1 接好线路.

② 打开直流电源和微电流测量仪,把小灯泡置于距光电管适当距离 r_m 处并保持不变(r_m 的选取要保证在调节光电管两端电压 U 的过程中能够找到光电流的饱和点).

③ 调节直流电源 i 使加在光电管上的正向电压 $U=0\,V$,从微电流测量仪读取此时光电流的数值.缓慢调节直流电源 I,使正向电压 U 由零逐渐增加,电压每增加 $2\,V$ 记录一次光电流的值 i_1,直至电压为最大.数据记录在表 3-17-1 中.

④ 再逐渐减小正向电压,每减小 $2\,V$ 记录一次光电流的值 i_2.数据记录在表 3-17-1 中.

⑤ 求出 i_1、i_2 的平均值 i.以 i 为纵坐标、U 为横坐标,绘出 $r=r_m$ 时光电管的 i-U 关系曲线.

⑥ 将小灯泡移至另一适当距离 r'_m 处并保持不变,重复步骤③、④和⑤,将数据记录在表 3-17-2 中.作出此时光电管的 i-U 关系曲线.比较 $r=r_m$ 时与 $r=r'_m$ 时曲线的差别.

2. 研究光电管的光照特性

① 保持加在光电管上的正向电压为大于饱和电压 U_H 的某一数值.将小灯泡从 $r\approx20\,cm$ 处向远离光电管的方向移动.测出 r 每增加 $5\,cm$ 所对应的光电流的值 i,直至最远处.数据记录在表 3-17-3 中.

② 再从最远处逐渐减小 r,仍每隔 $5\,cm$ 记录相应的光电流值 i.数据仍记录在表 3-17-3 中.

③ 求出 i_1、i_2 的平均值 i.以 i 为纵坐标、r^{-2} 为横坐标,绘出光电管的 $i\sim r^{-2}$ 关系曲线.

【数据记录与处理】

表 3-17-1　伏安特性

U(V)	0	2	4	6	8	10	12	14	16	18	20	22	24	26	28
$i_1(\mu A)$															
$i_2(\mu A)$															
$i(\mu A)$															

$r_m =$ _____ .

表 3-17-2　伏安特性

U(V)	0	2	4	6	8	10	12	14	16	18	20	22	24	26	28
$i_1(\mu A)$															
$i_2(\mu A)$															
$i(\mu A)$															

$r'_m =$ _____ .

表 3-17-3　光照特性

r(cm)	20	25	30	35	40	45	50	55	60	65	70
r^{-2}(m^{-2})											
i_1(μA)											
i_2(μA)											
i(μA)											

【注意事项】

1. 不要将光电管暴露在强光下.

2. 接线时应仔细检查电路连接是否正确,特别应注意微电流测量仪的正、负极及光电管的阴、阳极连接是否正确,经教师检查后方可接通电源.

3. 实验过程中应注意防止表头读数出现突然回落现象,若出现则电路很可能处于过流或短路状态,应立即关闭电源,排除故障.

4. 注意安全用电,防止触电.

5. 电流表的量程小于 $20\,\mu$A.

【思考题】

1. 在测定伏安特性曲线时,如何选取合适距离 r_m. 若 r 取值不同(即光强不同),其曲线有何变化? 为什么?

2. 在 $r = r_m$ 和 $r = r_m{}'$ 这两种情形下,光电子的最大初动能是否相同? 为什么? 由伏安特性曲线如何确定光电子最大初动能的值?

3. 试解释伏安特性曲线各段形成的原因.

4. 在测定光照特性曲线时,光电管两端电压的值应满足什么条件?

3-18 核磁共振

【实验目的】

1. 了解核磁共振原理.
2. 了解用核磁共振测磁场强度的原理.

【实验器材】

核磁共振(FD-CNMR-I型)实验仪主要包括磁铁及扫场线圈、探头与样品、边限振荡器、磁场扫描电源、频率计及示波器.

实验装置图如图 3-18-1 所示.

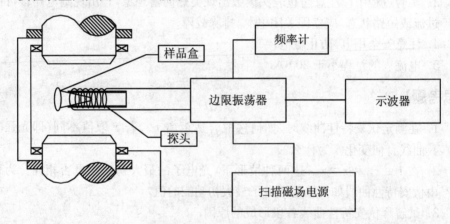

图 3-18-1 核磁共振实验装置示意图

① 磁铁

磁铁的作用是产生稳恒磁场 B_0,它是核磁共振实验装置的核心,要求磁铁能够产生尽量强的、非常稳定、非常均匀的磁场.首先,强磁场有利于更好的观察核磁共振信号;其次,磁场空间分布均匀性和稳定性越好则核磁共振实验仪的分辨率越高.核磁共振实验装置中的磁铁有三类:永久磁铁、电磁铁和超导磁铁.永久磁铁的优点是不需要磁铁电源和冷却装置,运行费用低,而且稳定度高.

② 边限振荡器

边限振荡器具有与一般振荡器不同的输出特性,其输出幅度随外界吸收能量的轻微增加而明显下降,当吸收能量大于某一阈值时即停振,因此通常被调整在振荡和不振荡的边缘状态,故称为边限振荡器(也称射频振荡器).

如图 3-18-1 所示,样品放在边限振荡器的振荡线圈中,振荡线圈放在固定磁场 B_0 中,由于边限振荡器是处于振荡与不振荡的边缘,当样品吸收的能量不同(即线圈的 Q 值发生变化)时,振荡器的振幅将有较大的变化.当发生共振时,样品吸收增强,振荡变弱,经过二极管的倍压检波,就可以把反映振荡器振幅大小变化的共振吸收信号检测出来,进而用示波器显示.由于采用边限振荡器,所以射频场 B_1 很弱,饱和的影响很小.但如果电路调节的不好,偏离边线振荡器状态很远,一方面射频场 B_1 很强,出现饱和效应,另一方面,样品中少量的能量吸收对振幅的影响很小,这时就有可能观察不到共振吸收信号.这种把发射线圈兼做接收线圈的探测方法称为单线圈法.

③ 扫场单元

观察核磁共振信号最好的手段是使用示波器,但是示波器只能观察交变信号,所以必须想办法使核磁共振信号交替出现.有两种方法可以达到这一目的.一种是扫频法,即让磁场 B_0 固定,使射频场 B_1 的频率 ω 连续变化,通过共振区域,当 $\omega = \omega_0 = \gamma \cdot B_0$ 时出现共振峰.另一种方法是扫场法,即把射频场 B_1 的频率 ω 固定,而让磁场 B_0 连续变化,通过共振区域.这两种方法是完全等效的,显示的都是共振吸收信号 v 与频率差 $(\omega - \omega_0)$ 之间的关系曲线.

由于扫场法简单易行,确定共振频率比较准确,所以现在通常采用大调制场技术.在稳恒磁场 B_0 上叠加一个低频调制磁场 $B_m \sin \omega' t$,这个低频调制磁场就是由扫场单元(实际上是一对亥姆霍兹线圈)产生的.那么此时样品所在区域的实际磁场为 $B_0 + B_m \sin \omega' t$.由于调制场的幅度 B_m 很小,总磁场的方向保持不变,只是磁场的幅值按调制频率发生周期性变化(其最大值为 $B_0 + B_m$,最小值 $B_0 - B_m$),相应的拉摩尔进动频率 ω_0 也相应地发生周期性变化,即

$$\omega_0 = \gamma(B_0 + B_m \sin \omega' t) \tag{3-18-1}$$

这时只要射频场的角频率 ω 调在 ω_0 变化范围之内,同时调制磁场扫过共振区域,即 $B_0 - B_m \leqslant B_0 \leqslant B_0 + B_m$,则共振条件在调制场的一个周期内被满足两次,所以在示波器上观察到如图 3-18-2(b) 所示的共振吸收信号.此时若调节射频场的频率,则吸收曲线上的吸收峰将左右移动.当这些吸收峰间距相等时,如图3-18-2(a) 所示,则说明在这个频率下的共振磁场为 B_0.

值得指出的是,如果扫场速度很快,也就是通过共振点的时间比弛豫时间小得多,这时共振吸收信号的形状会发生很大的变化.在通过共振点之后,会出现衰减振荡.这个衰减的振荡称为"尾波",这种尾波非常有用,因为磁场越均匀,尾波越大,所以应调节匀场线圈使尾波达到最大.

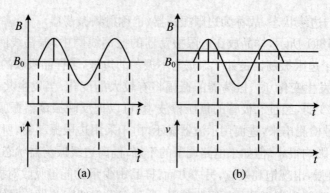

图 3-18-2　扫场法检测共振吸收信号

【实验原理】

核磁共振,是指自旋磁矩不为零的原子核,在外磁场中,其核能级发生分裂.若再有一定频率的电磁波作用于它,分裂后的核能级之间将发生共振跃迁的现象.其原理如图 3-18-3 所示.核磁共振已经广泛地应用到许多科学领域,是物理、化学、生物和医学研究中的一项重要实验技术.它是测定原子的核磁矩和研究核结构的直接而又准确的方法,也是精确测量磁场的重要方法之一.本实验以氢核为对象介绍核磁共振的基本原理和观测方法.氢核是最简单的原子核,也是目前在核磁共振应用中最常见和最有用的核.

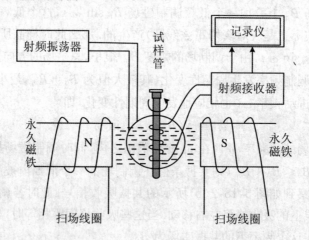

图 3-18-3　核磁共振仪原理示意图

1. 核磁共振的量子力学描述

(1) 单个核的磁共振

通常将原子核的总磁矩在其角动量 P 方向上的投影 μ 称为核磁矩,它们之间

的关系通常写成

$$\boldsymbol{\mu} = \gamma \cdot \boldsymbol{P}$$

或

$$\boldsymbol{\mu} = g_N \cdot \frac{e}{2m_p} \cdot \boldsymbol{P} \tag{3-18-2}$$

式中，$\gamma = g_N \cdot \dfrac{e}{2m_p}$ 称为旋磁比，e 为电子电荷，m_p 为质子质量，g_N 为朗德因子. 对氢核来说，$g_N = 5.585\,1$.

按照量子力学，原子核角动量的大小由下式决定

$$P = \sqrt{I(I+1)}\,\hbar \tag{3-18-3}$$

式中，$\hbar = h/2\pi$，h 为普朗克常数. I 为核的自旋量子数，可以取 $I = 0, 1/2, 1, 3/2,$ $\cdots$，对氢核来说，$I = 1/2$.

把氢核放入外磁场 $\boldsymbol{B}$ 中，可以取坐标轴 z 方向为 $\boldsymbol{B}$ 的方向. 核的角动量在 $\boldsymbol{B}$ 方向上的投影值由下式决定

$$P_B = m \cdot \hbar \tag{3-18-4}$$

式中，m 称为磁量子数，可以取 $m = I, I-1, \cdots, -(I-1), -I$. 核磁矩在 $\boldsymbol{B}$ 方向上的投影值为

$$\mu_B = g_N \frac{e}{2m_p} P_B = g_N \left(\frac{e\hbar}{2m_p}\right) m$$

将它写为

$$\mu_B = g_N \mu_N m \tag{3-18-5}$$

式中，$\mu_N = 5.050\,787 \times 10^{-27} \mathrm{JT}^{-1}$ 称为核磁子.

磁矩为 $\boldsymbol{\mu}$ 的原子核在恒定磁场 $\boldsymbol{B}$ 中具有的势能为

$$E = -\boldsymbol{\mu} \cdot \boldsymbol{B} = -\mu_B \cdot B = -g_N \cdot \mu_N \cdot m \cdot B$$

任何两个能级之间的能量差为

$$\Delta E = E_{m1} - E_{m2} = -g_N \cdot \mu_N \cdot B \cdot (m_1 - m_2) \tag{3-18-6}$$

考虑最简单的情况，对氢核而言，自旋量子数 $I = 1/2$，所以磁量子数 m 只能取两个值，即 $m = 1/2$ 或 $m = -1/2$. 磁矩在外场方向上的投影也只能取两个值，如图 3-18-4(a)所示，与此相对应的能级如图 3-18-4(b)所示.

根据量子力学中的选择定则，只有 $\Delta m = \pm 1$ 的两个能级之间才能发生跃迁，这两个跃迁能级之间的能量差为

$$\Delta E = g_N \cdot \mu_N \cdot B \tag{3-18-7}$$

由这个公式可知：相邻两个能级之间的能量差 ΔE 与外磁场 $\boldsymbol{B}$ 的大小成正比，磁场越强，则两个能级分裂也越大.

如果实验时外磁场为 B_0，在该稳恒磁场区域又叠加一个电磁波作用于氢核，

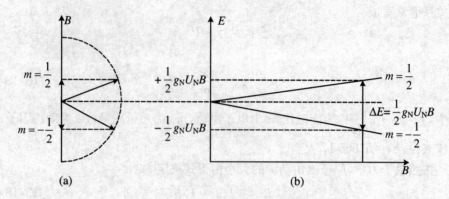

图 3-18-4　氢核能级在磁场中的分裂

电磁波的能量 $h\nu_0$ 恰好等于这时氢核两能级的能量差 $g_N\mu_N B_0$，即

$$h\nu_0 = g_N\mu_N B_0 \tag{3-18-8}$$

则氢核就会吸收电磁波的能量，由 $m = 1/2$ 的能级跃迁到 $m = -1/2$ 的能级，这就是核磁共振吸收现象. 式(3-18-8)就是核磁共振条件. 为了应用上的方便，常写成

$\nu_0 = \left(\dfrac{g_N \cdot \mu_N}{h}\right) B_0$，即

$$\omega_0 = \gamma \cdot B_0 \tag{3-18-9}$$

（2）核磁共振信号的强度

实验中所用的样品是大量同类核的集合. 如果处于高能级上的核数目与处于低能级上的核数目没有差别，则在电磁波的激发下，上下能级上的核都要发生跃迁，并且跃迁几率是相等的，吸收能量等于辐射能量，我们就观察不到任何核磁共振信号. 只有当低能级上的原子核数目大于高能级上的核数目，吸收能量比辐射能量多时，才能观察到核磁共振信号. 在热平衡状态下，核数目在两个能级上的相对分布由玻尔兹曼因子决定，即

$$\frac{N_1}{N_2} = \exp\left(-\frac{\Delta E}{kT}\right) = \exp\left(-\frac{g_N\mu_N B_0}{kT}\right) \tag{3-18-10}$$

式中，N_1 为低能级上的核数目，N_2 为高能级上的核数目，ΔE 为上下能级间的能量差，k 为玻尔兹曼常数，T 为绝对温度. 当 $g_N\mu_N B_0 \ll kT$ 时，上式可以近似写成

$$\frac{N_1}{N_2} = 1 - \frac{g_N\mu_N B_0}{kT} \tag{3-18-11}$$

此式说明，低能级上的核数目比高能级上的核数目略微多一点. 温度越高，粒子差数越小，对观察核磁共振信号越不利. 外磁场 B_0 越强，粒子差数越大，越有利于观察核磁共振信号. 所以核磁共振实验要求磁场必须强一些. 但要想观察到核磁共振信号，仅仅磁场强一些还不够，磁场在样品范围内还应高度均匀，否则磁场无

论怎么强也观察不到核磁共振信号.原因之一是,核磁共振信号由式(3-18-8)决定,如果磁场不均匀,则样品内各部分的共振频率将不同.对某个频率的电磁波,将只有少数核参与共振,结果信号被噪声所淹没,也难以观察到核磁共振信号.

【实验步骤】

1. **熟悉各仪器的性能并用相关线连接**

核磁共振仪主要由五部分组成:磁铁、磁场扫描电源、边限振荡器(其上装有探头,探头内装样品)、频率计和示波器.仪器连线如图 3-18-5 所示.

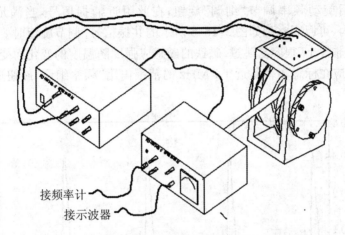

接频率计
接示波器

图 3-18-5　核磁共振仪器连接图

① 首先将探头旋进边限振荡器后面板的指定位置,并将测量样品插入探头内.

② 将磁场扫描电源上"扫描输出"的两个输出端接磁铁面板中的一组接线柱(磁铁面板上共有四组,可以任选一组),并将磁场扫描电源机箱后面板上的接头与边限振荡器后面板上的接头用相关线连接.

③ 将边限振荡器的"共振信号输出"用 Q9 线接示波器"CH1 通道"或者"CH2通道","频率输出"用 Q9 线接频率计的 A 通道(频率计的通道选择:A 通道,即1 Hz~100 MHz;FUNCTION 选择:FA;GATE TIME 选择:1s).

④ 移动边限振荡器将探头连同样品放入磁场中,并调节边限振荡器机箱底部的四个调节螺丝,使探头放置的位置保证使内部线圈产生的射频磁场方向与稳恒磁场方向垂直.

⑤ 打开磁场扫描电源、边线振荡器、频率计和示波器的电源,准备后面的仪器调试.

2. 核磁共振信号的调节

核磁共振仪一般配备六种样品:硫酸铜,三氯化铁,氟碳,丙三醇(甘油),纯水,硫酸锰.实验中,因为硫酸铜的共振信号比较明显,所以开始时应该用硫酸铜样品,熟悉了实验操作之后,再选用其他样品调节.

① 将磁场扫描电源的"扫描输出"旋钮顺时针调节至接近最大(旋至最大后,再往回旋半圈,因为最大时电位器电阻为零,输出短路,因而对仪器有一定的损伤),这样可以加大捕捉信号的范围.

② 调节边限振荡器的频率"粗调"电位器,将频率调节至磁铁标志的 H 共振频率附近,然后旋动频率调节"细调"旋钮,在此附近捕捉信号,当满足共振条件 $\omega = \gamma \cdot B_0$ 时,可以观察到如图 3-18-6 所示的共振信号.调节旋钮时要尽量慢,因为共振范围非常小,很容易跳过.磁铁的磁感应强度随温度的变化而变化(成反比关系),所以应在标志频率附近 $\pm 1\,\mathrm{MHz}$ 的范围内用"频率细调"旋钮进行信号的捕捉!

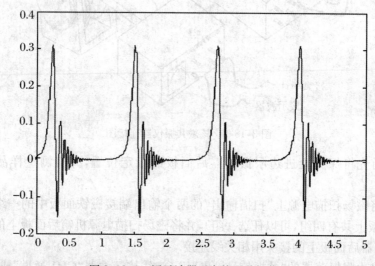

图 3-18-6　用示波器观察核磁共振信号

③ 调出大致共振信号后,降低扫描幅度,调节频率"微调"至信号等宽,同时调节样品在磁铁中的空间位置以得到微波最多的共振信号.

④ 测量氟碳样品时,将测得的氢核的共振频率除以 42.577 再乘以 40.055,即得到氟的共振频率(例如:测量得到氢核的共振频率为 20.000 MHz,则氟的共振频率为 $(20.000 \div 42.577 \times 40.055)\,\mathrm{MHz} = 18.815\,\mathrm{MHz}$).将氟碳样品放入探头中,将频率调节至磁铁上标志的氟的共振频率值,并仔细调节得到共振信号.由于氟的共振信号比较小,故此时应适当降低扫描幅度(一般不大于 3 V),这是因为样品的

弛豫时间过长导致饱和现象而引起信号变小. 射频幅度随样品而异.

3. 调出共振信号后, 记下频率计, 用特斯拉计测出样品所在处的磁场强度.

表 3-18-1 列举了部分样品的最佳射频幅度, 在初次调试时应注意, 否则信号太小不容易观测.

表 3-18-1 部分样品的弛豫时间及最佳射频幅度范围

样品	弛豫时间(T_1)	最佳射频幅度范围
硫酸铜	约 0.1 ms	3~4 V
甘油	约 25 ms	0.5~2 V
纯水	约 2 s	0.1~1 V
三氯化铁	约 0.1 ms	3~4 V
氟碳	约 0.1 ms	0.5~3 V

【思考题】

1. 核磁共振实验装置中的磁铁为什么用永久磁铁而不用可以在较大范围内改变的磁场?

2. 哪些因素可以影响核磁共振信号的清晰度?

第4部分 研究与设计性实验

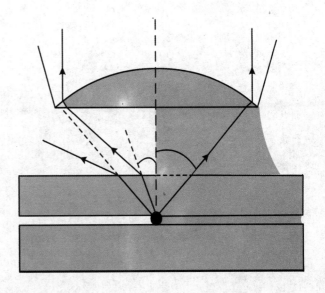

4-1　测 α 较小溶液的表面张力系数

【实验目的】

1. 了解用"拉脱法"测定洗衣粉溶液或 PS 制剂表面张力系数的特点.
2. 分析了解自升现象的产生原理.
3. 通过实验确定液膜自升之前拉力不一定是最大值.

【实验器材】

　　自定.

【实验原理】

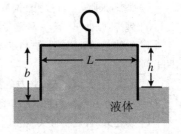

图 4-1-1

　　液体表面张力系数 $\alpha = \dfrac{k \cdot (x_2 - x_1)}{2L}$，$x_2 - x_1$ 是液膜拉脱前后弹簧的伸长量，L 是 Ⅱ 形框横丝长度（本文取其内长度），如图 4-1-1 所示，h 是液膜高度，b 是 Ⅱ 形框侧丝（垂直方向金属丝）长度，d 是金属丝直径.

　　拉脱法测量肺表面活性物质（人工合成的肺表面活性物质 PS 制剂）、洗衣粉、洗洁精等表面张力系数值较小的溶液的表面张力系数时，Ⅱ 形框从水中被拉出时的液膜高度较大，"自升现象"比较明显，"自升现象"即"自动"上升现象（简称自升），是液膜被拉出液面一定高度后，拉力不增加，液膜自动上升一定的高度的现象.此过程发生在 Ⅱ 形框被拉离液面时，液膜的厚度由厚变薄的过程，大约在 Ⅱ 形框横丝离开液面 2 mm 左右时发生.有文章认为，拉脱过程可以分成两个阶段：① 液膜高度增大拉力增大阶段；② 膜高增大拉力不变阶段（自升阶段）.也有文章指出发现拉脱过程实际应该分成三个阶段，即膜高增大拉力增大阶段、自升阶段及膜高增大拉力继续增大阶段.一般情况下拉力最大值出现在自升现象发生之后，除非某种液体的液膜高度小于或等于发生自升现象的高度，或 Ⅱ 形框侧丝（垂直方向金属丝）长度 b 较小.

【实验步骤】

　　自定.

【思考题】

1. 自升现象发生之前拉力 F 一定是最大值吗？

2. 测量 x_2 时应该在"自升现象"发生之前还是之后？

3. 液膜在拉升过程中非要保持两个水平标线一直重合吗？

4. 对同一种溶液，当 h、L、d（金属丝直径）大小有所改变时，其对应测量的表面张力系数 α 的值是否变化？

5. 液膜的重量可不可以忽略不计？进行实验证明.

6. 如果你的测量值总是偏大，可能是什么原因引起的？

7. 试分析用拉脱法测液体表面张力系数产生误差的可能因素有哪些？

参考文献

[1] 刘建国.用电子秤测液体的表面张力系数[J].大学物理,2003,22(7):24～26.

[2] 魏杰,张拥军,等.拉脱法测液体表面张力系数的改进[J].大学物理,2004,23(12):43～45.

[3] 魏杰,张拥军,等.一种测量液膜高度的方法[J].大学物理,2005,24(1):33～34;44.

[4] 祝桂芝,等.用拉脱法测定液体表面张力系数实验中被忽略的一种现象[J].物理实验,1989,9(8):148～150.

[5] 朱世坤,等.液体表面张力系数测定实验的几点分析[J].大学物理实验,1996,9(2):29～32.

[6] 尹新国.拉脱法测液体表面张力系数实验的分析和讨论[J].物理实验,1995,15(4):157～159.

[7] 杨述武.普通物理实验[M].北京:高等教育出版社,1997:242～245.

[8] 吴学森,魏杰.对低于 C_0 的洗衣粉溶液的研究分析[J].中国医学物理学杂志,2000,17(3).

4-2　血液、血清黏度的测量

【实验目的】

1. 学习血液、血清黏度的测量的方法.
2. 了解测量液体黏度各种仪器的使用范围和特点.

【实验原理】

① 血液黏度对于机体的生理和病理变化均有重要影响.血液含有各种微粒,是非牛顿流体,它的表观黏度与切变率有密切关系,因此,测定血液的黏度计应有较宽的切变率范围,一般可以选择旋转式黏度计或切变率可调的毛细管黏度计.旋转式黏度计可以给出确定的切变率,而切变率可调的毛细管式黏度计反映的是平均切变率.

血浆、血清可以看作是牛顿流体,一般采用毛细血管黏度计(奥氏黏度计等)测定其黏度.毛细管黏度计中的毛细管部分应由玻璃制成,内径匀直光滑.检测全血黏度的毛细管内径不能大于 0.5 mm,管长管径之比应大于 2 000.

血液采血部位一般选前肘静脉,采血时应尽可能缩短静脉阻滞时间.采血一般用一次性封闭式真空定量采血管(含肝素)采血,采血后轻轻颠倒混匀 5~8 次,让血样充分抗凝,检测前不要打开试管盖(塞),以防止血液中 PO_2 和 PH 等的变化而影响血液的流变性.

② 抗凝剂和盛血容器内壁的处理.血液非常容易凝固,所以采血时须加入适量、适当的抗凝剂,一般用肝素,肝素用量为 10~20 IU/ml 血,以免血小板聚集和红细胞变化.优质的血液标本是检验结果准确性的首要保证,一次性封闭式真空采血管内壁已做防粘防静电处理,管内无菌,因此,最好用真空采血管.

③ 血样的放置时间.采血后,血样保存时间过短或过长,都会影响到血液黏度的测试结果.而保存的时间又与温度有密切的关系.血样一般不能在 0 ℃以下冰冻保存,在冰冻条件下,红细胞会发生破裂和溶血.血样应在 0.5~2 小时内完成测试工作.取血后,立即进行测定所测结果会偏低.因此,取血后静置 20 分钟后进行测定为宜.

④ 工作温度.黏度计应具有恒温控制系统,在进行黏度测定前把血样及黏度计都预热到工作温度.血液黏度可定在 37 ℃±1 ℃,因为,在 37 ℃左右,红细胞都

将有最佳变形性,温度的过高或过低,都对红细胞变形性产生显著影响.

⑤ 血液黏度测定.每次测定之前,测量系统都应清洗,血液黏度测定,应选择符合实验要求的切变率.通常是在 $1\sim200\ s^{-1}$ 切变率范围内,至少选择二个以上切变率,其中一个切变率要在 $40\ s^{-1}$ 以下.静置的血液中红细胞聚集可能引起血浆和细胞聚集体的分离,并加速红细胞沉降.因此在进行黏度测定前应将血样充分混匀,按操作要求的规定量将血样快速移向样品槽内并将血样沿管壁注入,切勿使血样中出现气泡.黏度测定应先测定高切变率下的黏度,再测定低切变率下的黏度.

⑥ 测定结果的可比性.血液黏度是血液流变学的基本指标,对测定结果的临床应用需要多方面的信息资料,因此,应有一份符合要求的检验申请和检验结果报告单.

申请单应填写受检查者的性别、年龄、疾病的诊断等.检验者应填写温度,红细胞压积等,测定结果应按国际单位制(SI)的规定,血液黏度应采用 mpa·s 为单位.

总之,血液流变学的主要综合指标是血液黏度,血液黏度增高是非特异性的病理生理变化,近年来,由于血液流变学的发展,很多学者和医务工作者通过测定了解到血液流变学指标可以作为某些疾病的诊断指标,通过动态的监测和研究某些疾病过程中的血液流变性质的变化,发现这些变化可以作为疾病转归的指标,并提出了一些治疗方法.

黏度计的种类非常繁多,按类型、适用对象等不同分类就有二十多种,如:落球型黏度计;落针型黏度计;奥氏黏度计;旋转黏度计;涂料黏度计;数字黏度计;便携式黏度计;运动黏度计;血液黏度计;乌氏黏度计(图 4-2-1 所示);锥板式黏度计;布氏黏度计;品氏黏度计;高温黏度计;毛细管黏度计;离子测定仪;黏结指数测定仪,等等.

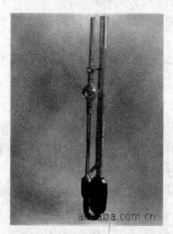

图 4-2-1　乌氏黏度计

离子测定仪是在相关实验室和工厂被用于测量各种牛顿型液体的绝对黏度和非牛顿型液体的表观黏度的精密仪器.该仪器可测定石油、树脂、油漆、油墨、浆料、化妆品、奶油、药物、沥青等的黏滞性,对于不同黏度的液体或不同的测量要求可选用不同的测量组合进行测定,具有体积小、重量轻、使用方便、维护简单、经久耐用且能迅速可靠地测定液体黏度等特点.

4-3　测量透镜焦距的各种方法比较

【实验目的】

1. 进一步了解各种测量透镜焦距方法的特点.
2. 学会一种判断平行光线的方法.

【实验器材】

自定.

【实验原理】

用模拟方法研究眼睛的屈光不正及其矫正实验,用凸透镜模拟"人眼",通过测量焦距,确定其屈光不正类型及矫正所需佩戴的眼镜.此实验可以使学生在掌握测量透镜焦距方法的基础上,了解"验光"和"配镜"的基本原理.

"验光",就是先测量模拟眼的焦度 Φ,并将 Φ 与正常眼的焦度比较,以确定其是何种屈光不正.实验中用 7 片不同焦距的凸透镜分别模拟近视眼、正视眼和远视眼,即 A 眼、B 眼、C 眼、D 眼、E 眼、F 眼、G 眼,其中假定 D 眼为正常眼.若某 A 眼的焦度为 Φ_A,且 $\Phi_A > \Phi_D$,则为近视眼;反之 $\Phi_A < \Phi_D$ 则为远视眼.

"配镜",就是给屈光不正的模拟眼睛佩戴合适的眼镜,配镜的方法有两种:计算配镜和插片配镜.

1. 计算配镜

把模拟眼睛与眼镜认为是密切结合在一起的透镜组,利用公式算出眼镜的焦度

$$\Phi_{镜} = \Phi_D - \Phi$$

Φ 表示近视眼和远视眼的焦度.

2. 插片配镜

利用图 4-3-1 所示的光路在位置 1 处放置一个双凸透镜(其作用是产生平行光),在 2 处放上 D 眼,移动光屏找到清晰的像,固定光屏,D 眼与光屏间的距离(即 f_D)被认为是正常眼的轴长(注

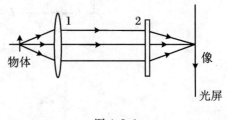

图 4-3-1

意：此轴长不可再改变）．在 2 处将 D 眼换成其他待测眼，如 A 眼，光屏上可能没有像，或成像不清晰．这说明 A 眼是屈光不正眼睛，在 A 眼前（靠近物体一侧）依次插入近（远）视镜片，至光屏呈现清晰像为止，此时所插入的近（远）视镜片即为 A 眼所需佩戴的眼镜．

此实验中许多透镜的焦距需要测量，如各模拟眼（7 个）的焦距、双凸透镜的焦距、各个近、远视镜片的焦距等等．

测焦距的方法很多：如高斯公式法、位移法（即共轭法）、平行光法、自准直法、间接法（即虚物成像法）、激光法等等．高斯公式法、位移法计算量大；平行光、自准直法计算量虽小，但误差较大．如果利用图 4-3-1 所示的光路进行测量，不仅使透镜焦距的测量速度加快，而且误差小，我们把这种方法称为"双镜法"．

"双镜法"就是光线经位置 1 处透镜（下称透镜1）折射后产生平行光线，在位置 2 处放置待测焦距的透镜（下简称透镜2），移动光屏在找到清晰的像后，测出透镜2 与光屏间距离，此距离就是透镜 2 的焦距．这种方法在大量快速测量透镜焦距时非常便捷，但测量中有一个关键问题：光线经透镜 1 折射后是否是平行光线？ 如果不是平行光，用此方法测量透镜焦距误差较大．如果是平行光，应该如何验证？

【实验步骤】

自定．

【思考题】

1. 测凹透镜、凸透镜焦距的方法各有几种？ 各方法的特点是什么？ 测量值比较准确的方法是哪些？

2. 在图 4-3-2 中，y 与 y' 的大小是否相同？ 它们之间满足什么关系？

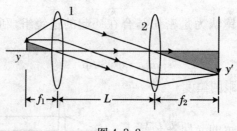

图 4-3-2

4-4 显微镜的放大率和分辨率

【实验目的】

1. 进一步掌握显微镜的基本原理.
2. 了解显微镜的放大率和分辨率.

【实验原理】

显微镜可以将微小物体(如细胞、细菌等)或物体的细节高倍放大,它广泛应用于生物学和医学,是医学生最常用的仪器之一.显微镜分为电子显微镜和光学显微镜.电子显微镜最大放大倍率超过三百万倍,能直接清楚地观察细胞的细节、某些金属的原子和晶体中排列整齐的原子点阵等.而质量优越的光学显微镜通常只能将物体放大 1 500～2 000 倍.

1. 光学显微镜的构造

光学显微镜的构造可分为两大部分:一为机械装置,一为光学系统,这两部分很好地配合时可以发挥显微镜的最大作用.

(1) 显微镜的机械装置

显微镜由镜座、镜筒、物镜转换器、载物台、推动器、粗动螺旋、微动螺旋等部件组成(如图 4-4-1 所示).

① 镜座.镜座是显微镜的基本支架,它由底座和镜臂两部分组成.在它上面连接有载物台和镜筒,它是用来安装光学放大系统部件的基础.

② 镜筒.镜筒上接目镜,下接转换器,形成目镜与物镜(装在转换器下)间的暗室.

从物镜的后缘到镜筒尾端的距离称为镜筒长.因为物镜的放大率是对一定的镜筒长度而言的.镜筒长度的变化,不仅放大倍率随之变化,而且成像质量也

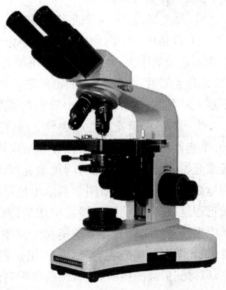

图 4-4-1

受到影响.因此,使用显微镜时,不能任意改变镜筒长度.国际上将显微镜的标准筒长定为 160 mm,此数字标在物镜的外壳上.

③ 物镜转换器.物镜转换器一般安装三个物镜(低倍、高倍、油镜).转动转换器,可以按需要将其中的任何一个物镜和镜筒接通,与镜筒上面的目镜构成一个放大系统.

④ 载物台.载物台中央有一孔,为光线通路.在台上装有弹簧标本夹和推动器,其作用为固定或移动标本的位置,使镜检对象(物体)恰好位于视野中心.

⑤ 推动器.是移动标本的机械装置,它是由一横一纵两个推进齿轴的金属架构成的,好的显微镜在纵横架杆上刻有刻度标尺,构成很精密的平面坐标系.如果我们需重复观察已检查标本的某一部分,在第一次检查时,可记下纵横标尺的数值,以后按数值移动推动器,就可以找到原来标本的位置.

⑥ 粗动螺旋.粗动螺旋是移动镜筒调节物镜和标本间距离的机件,老式显微镜粗螺旋向前扭,镜头下降接近标本.新产的显微镜(如 Nikon 显微镜)镜检时,右手向前扭,载物台上升,让标本接近物镜,反之则下降,标本脱离物镜.

⑦ 微动螺旋要得到最清晰的物像,需要用微动螺旋做进一步调节.微动螺旋每转一圈镜筒移动 0.1 mm($100\ \mu m$).较高档次的显微镜的粗动螺旋和微动螺旋是共轴的.

(2) 显微镜的光学系统

显微镜的光学系统由反光镜、聚光器、物镜、目镜等组成,光学系统使物体放大,形成物体放大像.

① 反光镜.较早的普通光学显微镜是用自然光检视物体,在镜座上装有反光镜.反光镜是由一平面和另一凹面的镜子组成,可以将投射在它上面的光线反射到聚光器透镜的中央,照明标本.不用聚光器时用凹面镜,凹面镜能起会聚光线的作用.用聚光器时,一般都用平面镜.较高档次的显微镜镜座上装有光源,并有电流调节螺旋,可通过调节电流大小调节光照强度.

② 聚光器.聚光器在载物台下面,它是由聚光透镜、虹彩光圈和升降螺旋组成的.聚光器可分为明视场聚光器和暗视场聚光器.普通光学显微镜配置的都是明视场聚光器,明视场聚光器有阿贝聚光器、齐明聚光器和摇出聚光器.阿贝聚光器在物镜数值孔径高于 0.6 时会显示出色差和球差.齐明聚光器对色差、球差和慧差的校正程度很高,是明视场镜检中质量最好的聚光器,但它不适于 4 倍以下的物镜.摇出聚光器能将聚光器上透镜从光路中摇出满足低倍物镜(4×)大视场照明的需要.聚光器安装在载物台下,其作用是将光源经反光镜反射来的光线聚焦于样品上,以得到最强的照明,使物像获得明亮清晰的效果.聚光器的高低可以调节,使焦点落在被检物体上,以得到最大亮度.一般聚光器的焦点在其上方 1.25 mm 处,而其上升限度为载物台平面下方 0.1 mm.因此,要求使用的载玻片厚度应在 0.8~

1.2 mm 之间,否则被检样品不在焦点上,影响镜检效果.聚光器前透镜组前面还装有虹彩光圈,它可以开大和缩小,影响着成像的分辨力和反差,若将虹彩光圈开放过大,超过物镜的数值孔径时,便产生光斑;若收缩虹彩光圈过小,分辨力下降,反差增大.因此,在观察时,通过虹彩光圈的调节再把视场光阑(带有视场光阑的显微镜)开启到视场周缘的外切处,使不在视场内的物体得不到任何光线的照明,以避免散射光的干扰.

③ 物镜.安装在镜筒前端转换器上的接物透镜利用光线使被检物体第一次成像,物镜成像的质量,对分辨率有着决定性的影响.物镜的性能取决于物镜的数值孔径(numerical apeature 简写为 NA),每个物镜的数值孔径都标在物镜的外壳上,数值孔径越大,物镜的性能越好.

物镜的种类很多,可从不同角度来分类.

根据物镜前透镜与被检物体之间的介质不同,可分为:

a. 干燥系物镜.以空气为介质,如常用的 40× 以下的物镜,数值孔径均小于 1.

b. 油浸系物镜.常以香柏油为介质,此物镜又叫油镜头,其放大率为 90×～100×,数值孔值大于 1.

根据物镜放大率的高低,可分为:(NA 为镜口角,下文将详细阐述)

a. 低倍物镜.放大率为 1×～6×,NA 值为 0.04～0.15.

b. 中倍物镜.放大率为 6×～25×,NA 值为 0.15～0.40.

c. 高倍物镜.放大率为 25×～63×,NA 值为 0.35～0.95.

d. 油浸物镜.放大率为 90×～100×,NA 值为 1.25～1.40.

④ 目镜.目镜的作用是把物镜放大了的像再放大一次,并把像映入观察者的眼中.目镜的结构较物镜简单,普通光学显微镜的目镜通常由两块透镜组成,上端的一块透镜称"目镜",下端的透镜称"场镜".上下透镜之间或在两个透镜的下方,装有由金属制的环状光阑或叫"视场光阑",物镜放大后的中间像就落在视场光阑平面处,所以其上可安置目镜测微尺.

普通光学显微镜常用的目镜为惠更斯目镜(Huygens eyepiece),如要进行研究用时,一般选用性能更好的目镜,如补偿目镜(K)、平场目镜(P)、广视场目镜(WF).照相时选用照相目镜(NFK).

2. 显微镜的性能

显微镜分辨能力的高低决定于光学系统的各种条件.被观察的物体必须放大率高,而且清晰,物体放大后,能否呈现清晰的细微结构,首先取决于物镜的性能,其次为目镜和聚光镜的性能.

(1) 数值孔径

数值孔径也叫做镜口率(或开口率),简写为 NA,在物镜和聚光器上都标有它们的数值孔径,数值孔径是物镜和聚光器的主要参数,也是判断它们性能的最重要指标.数值孔径和显微镜的各种性能有密切的关系,它与显微镜的分辨力成正比,与焦深成反比,与镜像亮度的平方根成正比.

数值孔径可用下式表示:

$$NA = n\sin u$$

式中,n 为物镜与标本之间的介质折射率,u 为物镜的镜口角.

所谓镜口角是指从物镜光轴上的物点发出的光线与物镜前透镜有效直径的边缘所张的角度.镜口角 u 总是小于 $180°$.因为空气的折射率为 1,所以干燥物镜的数值孔径一般为 $0.05\sim0.95$.油浸物镜如用香柏油(折射率为 1.515)浸没,总是小于 1,则数值孔径最大可接近 1.5.虽然理论上数值孔径的极限等于所用浸没介质的折射率,但实际上从透镜的制造技术看,是不可能达到这一极限的.通常在实用范围内,高级油浸物镜的最大数值孔径是1.4.介质折射率对物镜光线通路的影响见图 4-4-2.

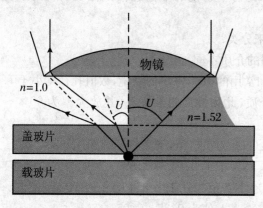

图 4-4-2

(2)分辨率

显微镜能分辨两点之间的最短距离称为最小分辨距离,最小分辨距离的倒数称为显微镜的分辨本领或分辨率.

最小分辨距离 Z 可用公式:$Z = \dfrac{1.22\lambda}{2n\sin u}$ 表示.

可见,减低波长、增大折射率、加大镜口角可以提高分辨力.紫外线作光源的显微镜和电子显微镜是利用短光波来提高分辨力以检视较小的物体.物镜分辨力的高低与成像是否清楚有密切的关系.目镜没有这种性能.目镜只放大物镜所形成的像.

(3)放大率

显微镜放大物体,首先经过物镜第一次放大成像,目镜在明视距离形成第二次放大像.放大率就是最后的像和原物体两者体积大小之比例.因此,显微镜的放大率(M)等于物镜线放大率(m)和目镜角放大率(α)的乘积,即

$$M = m \cdot \alpha \quad \text{或} \quad M = \frac{D \cdot S}{f_1 f_2}$$

式中,f_1 为物镜焦距,f_2 为目镜焦距,S 为光学筒长,D 为明视距离($= 250$ mm).

(4)焦深

在显微镜下观察一个标本时,焦点对在某一像面时,物像最清晰,这像面为目

的面.在视野内除目的面外,还能在目的面的上面和下面看见模糊的物像,这两个面之间的距离称为焦深.物镜的焦深和数值孔径及放大率成反比:即数值孔径和放大率愈大,焦深愈小.因此调节油镜比调节低倍镜要更加仔细,否则容易使物像滑过而找不到.

【注意事项】

显微镜结构精密,使用时必须细心,要按下述操作步骤进行.

1. 观察前的准备

① 显微镜从显微镜柜或镜箱内拿出时,要用右手紧握镜臂,左手托住镜座,平稳地将显微镜搬运到实验桌上.

② 将显微镜放在自己身体的左前方,离桌子边缘约 10 cm 左右,右侧可放记录本或绘图纸.

③ 调节光照.不带光源的显微镜,可利用灯光或自然光通过反光镜来调节光照,但不能用直射阳光,直射阳光会影响物像的清晰并刺激眼睛.

将 10× 物镜转入光孔,将聚光器上的虹彩光圈打开到最大位置,用左眼观察目镜中视野的亮度,转动反光镜,使视野的光照达到最明亮最均匀为止.光线较强时,用平面反光镜,光线较弱时,用凹面反光镜.自带光源的显微镜,可通过调节电流旋钮来调节光照强弱.

④ 调节光轴中心.显微镜在观察时,其光学系统中的光源、聚光器、物镜和目镜的光轴及光阑的中心必须跟显微镜的光轴同在一条直线上.带视场光阑的显微镜,先将光阑缩小,用 10× 物镜观察,在视场内可见到视场光阑圆球多边形的轮廓像,如此像不在视场中央,可利用聚光器外侧的两个调整旋钮将其调到中央,然后缓慢地将视场光阑打开,能看到光束向视场周缘均匀展开直至视场光阑的轮廓像完全与视场边缘内接,说明光线已经共轴.

2. 低倍镜观察

镜检任何标本都要养成必须先用低倍镜观察的习惯.因为低倍镜视野较大,易于发现目标和确定检查的位置.

将标本片放置在载物台上,用标本夹夹住,移动推动器,使被观察的标本处在物镜正下方,转动粗调节旋钮,使物镜调至接近标本处,用目镜观察并同时用粗调节旋钮慢慢升起镜筒(或下降载物台),直至物像出现,再用细调节旋钮使物像清晰为止.用推动器移动标本片,找到合适的像并将它移到视野中央进行观察.

3. 高倍镜观察

在低倍物镜观察的基础上转换高倍物镜.较好的显微镜,低倍、高倍镜头是同焦的,在正常情况下,高倍物镜的转换不应碰到载玻片或其上的盖玻片.若使用不同型号的物镜,在转换物镜时要从侧面观察,避免镜头与玻片相撞.然后从目镜观察,调节光照,使亮度适中,缓慢调节粗调节旋钮,使载物台上升(或镜筒下降),直至物像出现,再用细调节旋钮调至物像清晰为止,找到需观察的部位,并移至视野中央进行观察.

4. 油镜观察

油浸物镜的工作距离(指物镜前透镜的表面到被检物体之间的距离)很短,一般在 0.2 mm 以内,再加上一般光学显微镜的油浸物镜没有"弹簧装置",因此使用油浸物镜时要特别细心,避免由于"调焦"不慎而压碎标本片并使物镜受损.

使用油镜应按下列步骤操作:

① 先用粗调节旋钮将镜筒提升(或将载物台下降)约 2 cm,并将高倍镜转出.

② 在玻片标本的镜检部位滴上一滴香柏油.

③ 从侧面注视,用粗调节旋钮将载物台缓缓地上升(或镜筒下降),使油浸物镜浸入香柏油中,使镜头几乎与标本接触.

④ 从目镜内观察,放大视场光阑及聚光镜上的虹彩光圈(带视场光阑油镜开大视场光阑),上调聚光器,使光线充分照明.用粗调节旋钮将载物台徐徐下降(或镜筒上升),当出现物像一闪后改用细调节旋钮调至最清晰为止.如油镜已离开油面而仍未见到物像,必须再从侧面观察,重复上述操作.

⑤ 观察完毕,下降载物台,将油镜头转出,先用擦镜纸擦去镜头上的油,再用擦镜纸蘸少许乙醚酒精混合液(乙醚 2 份,纯酒精 3 份)或二甲苯,擦去镜头上残留油迹,最后再用擦镜纸擦拭 2~3 下即可(注意向一个方向擦拭).

⑥ 将各部分还原,转动物镜转换器,使物镜头不与载物台通光孔相对,而是成八字形位置,再将镜筒下降至最低,降下聚光器,反光镜与聚光器垂直,用一个干净手帕将目镜罩好,以免目镜头沾染灰尘.最后用柔软纱布清洁载物台等机械部分,然后将显微镜放回柜内或镜箱中.

【思考题】

1. 如何利用显微镜看清细胞的细节?

思考题解答与提示

1-2 误差分析及数据处理

2. (1) 系统误差；(2) 系统误差；(2) 系统误差；(3) 随机误差.

3. (1) (12.708 ± 0.005)cm；

   (2) $d = (52.778 \pm 0.006)$cm；

   (3) $W = (2.983 \pm 0.005) \times 10^2$ kg；

   (4) $L = 15.0$m $= 1.50 \times 10^4$ mm；

   (5) 最小分度值为 1 mm 的钢板尺测得某物体的长度应为 12.0 mm；

   (6) 表明该电阻的阻值在 $55.73 \sim 55.83$ Ω 之间的概率最大.

4. (1) $15.78 + 234.652 - 57.3 = 193.1$；

   (2) $243.5 \times 6.689\,5 - 25.78 = 1\,629 - 25.78 = 1\,603$；

   (3) $1.2 \div 3.142 = 0.38$；

   (4) $\sqrt{1.21} = 1.10$；

   (5) $25.0^2 = 625$；

   (6) $2.5^2 = 6.2$.

5. 测量结果的表达式为 $L = (63.56 \pm 0.02)$cm 及相对误差为 $E = 0.031\%$.

6. 圆柱体体积测量结果的表达式及相对误差求解过程为：

   $H = (8.012 \pm 0.002)$cm，$\quad D = (2.031\,5 \pm 0.000\,1)$cm，

   $$\overline{V} = \frac{\pi}{4}\overline{D}^2\overline{H} = \frac{3.141\,6}{4} \times 2.031\,5^2 \times 8.012 = 25.97 \; (\text{cm}^3)，$$

   $$E = 2E_D + E_H = 2 \times 0.000\,049 + 0.000\,25 = 0.000\,35 = 0.035\%，$$

   $$\overline{\Delta V} = \overline{V} \cdot E = 25.97 \times 0.000\,35 = 0.01 \; (\text{cm})，$$

   $$V = (25.97 + 0.01)\text{cm}.$$

7. 测量结果 ρ 的表达式求解过程为：

   $$E_D = \frac{0.005}{2.510} = 0.002\,0, \quad E_H = \frac{0.005}{4.010} = 0.001\,2, \quad E_m = \frac{0.005}{155.953} = 0.000\,04,$$

   $$\overline{\rho} = \frac{4\overline{m}}{\pi \overline{D}^2 \overline{H}} = \frac{4 \times 155.953}{3.141\,6 \times 2.510^2 \times 4.010} = 7.860 \; (\text{g} \cdot \text{cm}^{-3})，$$

   $$E = E_m + 2E_D + E_H = 0.000\,04 + 2 \times 0.002\,0 + 0.001\,2 = 0.005\,2，$$

   $$\overline{\Delta \rho} = \overline{\rho} \cdot E = 7.860 \times 0.005\,2 = 0.04，$$

$$\rho = \overline{\rho} + \overline{\Delta\rho} = (7.86 \pm 0.04)\mathrm{g} \cdot \mathrm{cm}^{-3}.$$

3-2　测定液体的黏度

1. 优点：① 减少测量的量；② 减少系统误差；③ 避免对不可测量量的测量.需要注意的地方是：保证 r、L、V、h 相同，其他见注意事项.

2. 影响落球法测黏度精确度的因素有：① 在量筒上所选择的距离 S 的位置和长度；② 小球应从量筒的中轴线处进入液体中；③ 两次放入小球应保持足够的时间间隔；④ 眼睛一定要平视刻线.

3. 对黏度不同的液体,为什么要用不同的测量方法？

如果用比较法测量黏度较大的液体,很容易堵塞毛细管使实验无法进行下去；如果用落球法测黏度较小的液体,则小球的加速距离较长,小球的沉降时间太短,很难准确测出小球在液体中的收尾速度.

3-3　声速的测量

1. 空气中声速与气温的关系见原理部分；当气温下降时,声波的频率不会变化,但波长会变小.

2. 当发生共振时,接收换能器端面近似为波节,接收到的声压最大,经接收换能器转换成的信号也最强.谐振频率的调节一定要使示波器上的电压信号达到最大值,此时,信号源的输出频率才等于换能器的固有谐振频率.

3. 换能器的频率由信号源的频率决定.

4. 当波形极大时,接收换能器端面处近似为波节,接收到的声压最大,介质质点振动的位移最小,波形极小时则相反.

3-4　人耳听阈曲线的测定

1. 说明人耳对该频率的声音的灵敏度减弱了,其听阈值增大了.

2. 人耳的听阈曲线不是一组直线,而是一组曲线说明人耳对声音的听阈值与声音的频率之间不满足线性关系,人耳对声音的敏感程度随着频率的变化起伏很大.

3. 不对.40 dB 的声音比 30 dB 的声音声强级大,也就是声音的能量大.但人耳所听到的声音的大小还与声音的频率有关,仅通过声强级的大小无法比较人耳所听到的声音的大小.

3-5　测定水的表面张力系数

1. 液体的性质和温度.另外,若液体不纯净,含有一些表面活性物质或非表面活性物质都会影响其表面张力系数.

2."三线重合"为的是确立弹簧伸长量读数的参考点(就像山峰的高度是以海平面为参考点读出的那样),若在膜被拉脱时刻末能保持"三线重合",此时读数是毫无意义的.

3.左右两种情形测量结果偏小.因为膜被拉脱时对应的分界线长度小于横梁 L,也就是说实际拉弹簧伸长的表面张力比正常情况时减小了,直接导致公式 $\alpha = K\Delta X/2L$ 中 ΔX 减小,而式中 L 是测量横梁的值代入的,故而测量结果偏小.图 3-5-3 中间的情形与上述情形相反,其测量结果偏大.

3-6 用稳恒电流场模拟静电场

1.(1)静电场一般较弱不易测量.

(2)测量仪表对静电场有介入作用,致使原电场发生畸变,测量结果难以反映原电场的性质.

理论证明稳恒电流场与静电场的性质(如电势的分布)遵守相同的规律,而稳恒电流场可以克服静电场的上述两个问题.所以通常用稳恒电流场模拟静电场.

2.(1)导电玻璃板的电阻分布不均匀,对不同方向的电流表现出各向异性,致使所测的电势线(或电场线)变形.

(2)测量各电势值的点时,其坐标读数不够精细也将导致绘出的图形变形.

3-7 示波器的使用

1.显示竖直线的方法:Y 轴系统不输入信号或将"DC⊥AC"选择开关置于"⊥"位置;

显示水平线的方法:X 轴系统不输入信号同时将"+－EXT""INT TV EXT"置于"EXT"位置;

显示圆点的方法:综合以上两种方法即可.

2.触发电平旋钮的作用是用以调节触发波形上触发点的相应电平值,使在这一电平上启动扫描,可以在示波器屏幕上显示稳定不动的信号波形.

3-10 用衍射光栅测定光波波长

1.中央零级条纹是白色条纹,其他各级条纹是彩色条纹,按波长大小不同依次排列开.

2.如果在调节过程中发现谱线倾斜,说明狭缝装置的狭缝未竖直或者是光栅的狭缝未竖直放置,只要将相应的狭缝调到竖直状态即可.

3.如果标尺未与光具座垂直,则条纹间距的测量不准确,实验结果误差较大.

3-11　用牛顿环测量球面的曲率半径

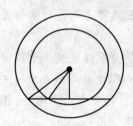

1. 结合左图,证明两圆直径的平方差等于弦长的平方差,所以可以用对弦长的测量来代替对直径的测量.

2. 由于平凸透镜和平面玻璃的接触点因会引起形变,而且接触处也可能存在尘埃或缺陷等,干涉环的的中心不是一点而是一个暗斑,一方面使得干涉环的中心位置不易确定;另一方面由于暗环塌陷使得干涉环的级数无法确定.因此在实验测量中经常采用测量不同级数干涉环直径的差值的方法,避免了确定 k 值的困难.也为了提高测量结果的精密度,常采用测量相距较远的两个暗环直径的差值来计算凸球面的曲率半径.

3. 此即透射光形成等厚干涉条纹,条纹的明暗程度与反射光形成的条纹明暗程度正好相反,用原理部分的推导方法推导后即可知道结果.

4. 推导方法同原理部分.

5. 写出相邻环间距的表示式,通过数学的方法可得出,当 k 值越大时,条纹间距越小.也可用其他方法解释.

3-12　偏振光的观察与研究

2. 反射光束为完全偏振光,它的振动垂直于入射面.

3. 两者间的夹角为 $\pi/4$ 时产生圆偏振光.

3-15　用模拟的方法研究眼睛的屈光不正及其矫正

1. 常见的眼睛屈光不正有 3 类,即近视、远视和散光.矫正的方法是依次佩戴凹透镜、凸透镜和柱面镜.

2. 比 D 焦度大的为近视,比 D 焦度小的为远视.

3. (1) 在测各"眼"的焦距时不够精细,致使计算值误差较大.

(2) 在佩戴镜片进行矫正的过程中,观察矫正效果时不仔细,可能会相差 $50°$,甚至 $100°$.

3-17　光电效应的研究

1. (1) 第一步:把小灯泡置于距光电管某一距离 r.然后光电管两端电压从 0 V 增加到 30 V,观察光电流的变化.如果光电流在这个过程中,电流大小也有明显的上升,趋缓,达到饱和并保持不变的过程.则这个距离 r 就是一个合适的距离.

若光电流一直上升,在 0~30 V 的范围内达不到饱和点.说明距离偏小.将距离调大,重复第一步.

若光电流改变幅度很小.0 V对应的电流值与饱和电流相差不大.说明距离偏大.将距离调小,重复第一步.

(2) r 越小.电流大小改变越快,曲线上升越快.同时对应的饱和电流越大.见右图($r_1 < r_2$).

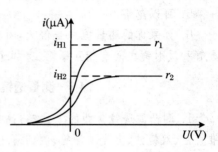

(3) 光照强度越大,单位时间内,辐射到光电管阴极的光子数量越多.相应的光电流也越大.

2.(1) 根据 $h\nu = W + mv^2/2$,在试验中入射光的频率不变,光电管不变.所以等式的左边和右边第一项都不变.则最大初动能不变.(2)因为当达到遏制电压时,初动能最大的光电子也恰好无法到达阳极,根据动能定理有 $0 - mv^2/2 = -U_g \cdot e$.

3.见书中伏安特性.

4.大于饱和电压并且不变.

3-18 核 磁 共 振

1.电磁铁虽然通过改变励磁电流可以在较大范围内改变磁场的大小,但为了产生所需要的磁场,电磁铁需要很稳定的大功率直流电源和冷却系统,另外还要保持电磁铁温度恒定.超导磁铁的优点是能够产生高达十几特斯拉的强磁场,对大幅度提高核磁共振谱仪的灵敏度和分辨率极为有益,同时磁场的均匀性和稳定性也很好,是现代谱仪较理想的磁铁,但仪器使用需要低温,而提供低温的液氮或液氦给实验带来了非常多的不便.

2.温度、外磁场 B_0 强度和均匀性.

4-1 测 α 较小溶液的表面张力系数

1.不是.

2.之后.

3.不必要,液膜在拉升过程中两个水平标线接近同高,原因是用焦利秤测量液体表面张力系数的步骤上,一般使用说明书上要求反射镜水平标线、玻璃圆管水平标线及反射镜中的像三者应该始终重合,直至液膜被拉脱.但测量纯净水表面张力系数时发现,如果三者始终重合,待自升发生后,液膜被拉脱(破裂)时,反射镜水平标线就会高于玻璃圆管的标线,而无法满足液膜被拉脱时三者重合的条件,测量线低 1~2 mm,缓慢连续拉升液膜至液膜出现"自升"后,再使三者重合,直至液膜被拉脱.若要做好这一步,需要进行多次操作练习.

4. 无变化.

5. 可以忽略.

6. 如果你的测量值总是偏大,可能是哪些原因引起的? 砝码质量不足、玻璃圆管和反射镜之间有相互摩擦、有加速度,等等.

4-3 测量透镜焦距的各种方法比较

1. 测凸薄透镜焦距的方法有:高斯公式法、位移法(即共轭法)、平行光法、自准直法、双镜法、激光法等等.测凹薄透镜焦距的方法有:双镜法、间接法(即虚物成像法).位移法计算量大但测量值精确;平行光、自准直法计算量虽小,但误差较大.双镜法测量速度快,误差小、计算量小,测凹薄透镜焦距的方法误差都较大.

2. y 与 y' 的大小不一定相同,满足的关系为 $y' = f_2 y / f_1$.

附录1 测表面张力系数的两种方法比较

表面张力系数是目前预防和治疗急性呼吸窘迫综合症实验研究的基本测量数据之一[1],[2],其测定方法很多,如泡式表面张力仪(PBS);它的测量用液量小、可以忽略液体密度和接触角,并可以模拟肺泡动态大小变化时的表面张力系数的值,但价格高,测量值偏小,测量准确度低,不易清洗.用此仪器测量纯净水的测量值仅为 54×10^{-3} N/m,远小于水在 37 ℃ 时的标准值 70.05×10^{-3} N/m.对仪器经过多次清洗后,纯净水的最大测量值也仅为 66×10^{-3} N/m,仍小于标准值.为了更好地测量液体表面张力系数,我们对焦利秤进行了改进,收到较好效果.

焦利秤测量液体表面张力系数所用方法为拉脱法,所用 Π 形框横丝长度 L 约为 4 cm,用液量为 100～120 mL,此方法不计算液膜重量(液膜重量小,被忽略),不测量液体密度和接触角,表面张力系数 α 的计算式为:

$$\alpha = \frac{k \cdot \Delta x}{2L} \tag{1}$$

式中,k 是弹簧劲度系数,Δx 是液膜被拉脱前后弹簧伸长量.此方法原理简单、易懂,但用液量大,测量值略偏大.为了减小用液量,我们做了如下改进:减小 Π 形框长度 L,减短侧丝长度 b(如图 1 所示).

减小 Π 形框长度 L 后,用液量虽然减少,但随之出现的问题是:测量的表面张力系数 α 增大,且 L 越小,α 越大.如表 1 及图 2 所示.后来发现 α 增大的原因可能:① 与没有计算液膜重量有关;② 与 L 及 Δx 测量不准有关;③ 与温度计显示的温度不正确有关;④ 与"自升现象"有关等(测量表 1 中数据时没有考虑自升现象).后来发现主要应该与"自升现象"、L 的取值有关.

表1 不同 L Π 形框对应水的 α(水温 29 ℃)

L(cm)	d(cm)	Δx(cm)	$\alpha_{标准值}$ ($\times 10^{-3}$ N/m)	$\alpha_{标准值}$ ($\times 10^{-3}$ N/m)	相对偏差
0.964	0.03	0.55	76.1	71.34	6.6%
1.960	0.03	1.11	75.5	71.34	5.9%
2.570	0.03	1.43	74.2	71.34	4.0%

续表

L(cm)	d(cm)	Δx (cm)	$\alpha_{标准值}$ （$\times 10^{-3}$ N/m）	$\alpha_{标准值}$ （$\times 10^{-3}$ N/m）	相对偏差
3.020	0.03	1.65	72.9	71.34	2.1%
3.910	0.03	2.11	72.0	71.34	0.9%
4.890	0.03	2.64	72.0	71.34	0.9%
5.756	0.03	3.11	72.0	71.34	1.0%
6.984	0.03	3.76	71.8	71.34	0.6%

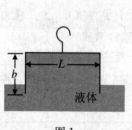

图 1

图 2 不同 L 与 α 的关系

"自升现象"即液膜被拉出液面一定高度后,拉力不增加,液膜自动上升了一定的高度[3].这是Π形框横丝离开液面,液膜由厚变薄的过程,一般发生在Π形框横丝离开液面 2 mm 左右时(与金属丝直径有关).发生自升现象后液膜厚度变薄,液膜重量很小可以忽略不计,但若没有发生,液膜厚度较大,用(1)式计算的 α 值偏大.

考虑到自升现象可能产生的原因,本文对不同 L 的Π形框进行重新测量,结果发现:①自升现象的出现与Π形框侧丝长度 b 有关,若侧丝长度小于 0.2 cm,自升现象不会发生;② 自升现象与拉脱过程有关,如果拉脱过程太快,液膜自升高度太小(只有 1~2 mm),自升现象会被忽略(表 1 就是这种情况);③ 自升现象与Π形框横丝长度 L 有关,直径为 0.3 mm 的金属丝,若Π形框横丝长度 L 大于或等于 2.41 cm,可以出现自升现象,且计算的 α 值与标准值接近,相对偏差为 1.7%,如表 2 所示;若 L 为 1.960 cm,则有时可以观察到自升现象,有时观察不到;若 L 小于或等于 0.964 cm,则无论液膜拉脱过程如何缓慢都无法观察到自升现象,测量的 α 与标准值偏差很大,相对偏差为 5.9%.④ 自升现象与Π形框金属丝直径有关,如果金属丝直径很小,如为 0.08 mm,几乎不出现自升现象;如果金属丝直径较大,如为 0.5 mm,即使Π形框横丝长度 L 很小(如 L 大于或等于 1.040 cm 的Π形框)也可出现自升现象,但 α 与标准值的相对偏差略大,达到 10.5%.只有当 L

大于 3.010 cm 时，α 与标准值的相对偏差才减小为
3.4%，如表 3 所示.⑤ 自升现象发生后液膜高度仍可
被拉大，液膜厚度变得更薄. 通过实验本文发现拉脱
过程实际应该分成三个阶段，即拉力增大液膜高度增
大阶段（如图 3 中 OA 段）、自升现象发生阶段（AB
段）及拉力增大液膜高度继续增大阶段（BC 段）. 纯净
水在自升现象发生后的 BC 段液膜高度可达到 1 mm
左右液膜才被拉脱，而洗洁精水溶液在 BC 段液膜高
度可达数十毫米，且只要很小一点拉力液膜高度即可被拉得很大.

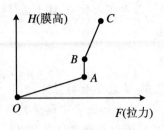

图 3　自升过程

表 2　丝直径 0.03 cm Ⅱ 形框对应水的 α（水温 26 ℃）

L(cm)	Δx(cm)	$\alpha(\times 10^{-3} \text{N/m})$	标准值	相对偏差
0.964	0.55	76.1	71.81	5.9%
1.960	1.08	73.5	71.81	2.3%
2.410	1.32	73.0	71.81	1.7%
2.570	1.41	73.2	71.81	1.9%
3.020	1.65	72.9	71.81	1.5%
3.910	2.14	73.0	71.81	1.6%
4.890	2.68	73.1	71.81	1.8%
5.756	3.14	72.7	71.81	1.3%
6.984	3.81	72.7	71.81	1.3%

表 3　丝直径 0.05 cm Ⅱ 形框对应水的 α（水温 25.5 ℃）

L(cm)	d(cm)	Δx(cm)	$\alpha(\times 10^{-3} \text{N/m})$	标准值	相对偏差
1.040	0.05	0.62	79.5	71.97	10.5%
2.030	0.05	1.15	75.5	71.97	5.0%
3.010	0.05	1.68	74.4	71.97	3.4%
3.990	0.05	2.20	73.5	71.97	2.2%
4.970	0.05	2.74	73.5	71.97	2.1%
5.970	0.05	3.29	73.5	71.97	2.1%
6.970	0.05	3.82	73.1	71.97	1.5%

　　比较表 1、表 2 可以看出自升现象对横丝长度 L 较大的 Ⅱ 形框测量值影响小，
但对 L 较小的 Ⅱ 形框影响大，如 L 为 2.57 cm 的 Ⅱ 形框出现自升现象时（表 2 中
其 α 为 73.2×10^{-3} N/m）比没有出现自升现象时（表 1 中，α 为 74.2×10^{-3} N/m）
的 α 测量值偏小，接近标准值.

　　在三个表中 Ⅱ 形框横丝长度 L 皆取内长度，忽略了液膜与 Ⅱ 形框侧丝的接

触,若考虑液膜与Ⅱ形框侧丝接触的问题,计算α时可以利用文献[3]给出的公式:

$$\alpha' = \frac{k \cdot \Delta x}{2(L + \pi d/2)} \tag{2}$$

式中,d表示金属丝直径.

将上述三表中测量数据重新利用公式(2)进行计算,其结果与标准值吻合,如图4(图内数据取自表2)、图5(数据取自表3)中的α'曲线.

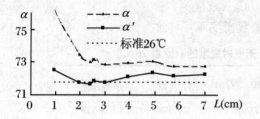 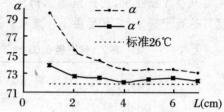

图4　丝直径0.03 cmⅡ形框测量水的α'值　　图5　丝直径0.05 cmⅡ形框测量水的α'值

分析了以上诸因素后,本文对焦利秤做了以下改进:① 选用Ⅱ形框规格为:横丝长度L为2.410 cm(或2.570 cm)、金属丝直径为0.03 cm、侧丝长度约为0.5 cm;② 液体容器由原来口径为6 cm烧杯改用口径仅为3.8 cm左右的有盖称量瓶,使测量用液量由100 mL减为5 mL;③ 选用劲度系数尽量小一些的弹簧,如劲度系数小于0.27 N/m的弹簧;④ 选用有刻度的玻璃圆管(以观察自升现象和测量自升高度),并将玻璃圆管的标线、反射镜的标线改用非常细的丝或刻线;⑤ 用公式(2)计算α的测量结果.做了这些改进后,测量纯净水、PS制剂的表面张力系数与用L较大的Ⅱ形框测量的数值相同,且纯净水的测量数值接近标准值.

结束语:改进后的焦利秤不仅使实验用液量减少,测量准确度提高,且与泡式表面张力仪(PBS)相比易清洗、价格低,可以作为相关实验研究所用仪器.

参考文献

[1]陶国才,杨宗城,刘志远,等.机械通气对严重烟雾吸入伤犬早期肺表面活性物质的影响[J].重庆医学,2002,31(10).

[2]朱光发,闵军,张国清,等.肺表面活性物质防治急性呼吸窘迫综合症的实验研究[J].中华急诊医学,2003,12(1):9～10.

[3]祝桂芝,卢湛锚.用拉脱法测定液体表面张力系数实验中被忽略的一种现象[J].物理实验,1989,9(8):148～150.

附录2　用拉脱法测液体表面张力系数产生误差的因素

　　用拉脱法测量液体的表面张力系数,是一个直观简单的实验,是学生最感兴趣的实验之一.在测量过程中,会有很多因素影响测量结果的精度,在诸多因素中有些对结果影响较大,有些因素影响较小,甚至可以忽略;有些因素可以避免不发生,而有些因素却无法避免,这就需要指导教师、学生课前做好充分的准备,深入探讨,尽量减少误差的产生.

　　我们已找出24个产生误差的可能因素(当然可能还有很多),涉及实验原理、实验仪器、操作过程等各个方面,实验涉及的知识内容已得到充分的延伸、扩展,大大提高了教学效果.总结这24个产生误差的可能因素如下:

　　① 液体不纯净、有杂质.

　　② 玻璃圆筒与反射镜之间有摩擦.

　　③ Π型框与液体容器(如玻璃杯)壁间有摩擦.

　　④ 液膜拉脱时玻璃圆筒水平标线与反射镜水平标线没有完全重合.

　　⑤ Δx(液膜拉脱前后弹簧的伸长量 $x_2 - x_1$)读数有误差.

　　⑥ Π型框拉脱液面时提升速度太快可能存在加速度,使 Δx 值变大.

　　⑦ Π型框横丝长度 L 的测量不准,仪器精度低,或用外长度的 L 值.

　　⑧ 液膜在拉脱过程中,弹簧振动、液面振动致使液膜过早破裂,引起测量值不准.

　　⑨ 空气中有气体流动,致使液膜提早破裂、液膜被拉脱时 θ 角(表面张力与重力之间的夹角)不趋于零,如图1所示.一般"自升现象"发生后 θ 角才趋于零.

　　⑩ Π型框上可能粘有油物(镊子或手上的).

　　⑪ 在测量过程中虽然使用恒温装置仍有温度发生变化,影响测量值.

　　⑫ 温度计不准确,或测量前后液体温度有改变.

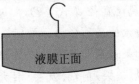

液膜正面　　　　　　　　侧面

图1

　　⑬ 玻璃圆管和反射镜的水平标线太粗,使 Δx 读数产生误差.

　　⑭ 弹簧劲度系数太大,Δx 读数太小,产生误差.

　　⑮ 弹簧劲度 K 的测量值准确性不够,所用砝码不标准(一般砝码小于其所标

定的值).

⑯ 液体体积、液面表面积的大小不同可能引起误差.

⑰ 液面处有气泡,特别是测量各种溶液如洗衣粉溶液、肺表面活性物质(PS)制剂溶液时,液面处Ⅱ型框周围会存在较多的气泡,对测量结果略有影响.

⑱ L 长度不同可能引起误差.

⑲ 丝直径 d 大小的不同可能引起误差.

⑳ Ⅱ型框侧丝(垂直方向)的长度不同可能引起误差.

㉑ "自升现象"引起的误差.

㉒ 液膜被提升的高度 h 不同使测量出现偏差.

㉓ Ⅱ型框变形引起误差.Ⅱ型框的变形是实验中无法避免的因素,因为丝直径一般都比较小(小于 0.5 mm),易变形.Ⅱ型框的变形主要有图2所示的四种变形情况,这四种变形情况分别又会对实验产生不同的影响.

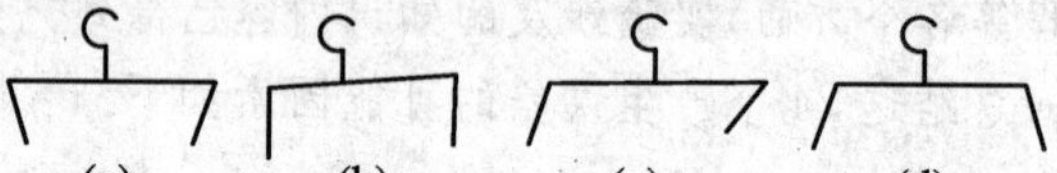

图 2

㉔ 液体表面张力系数的计算公式可能存在误差,因各实验教材所用的计算公式不同,常用计算式为:

$$\alpha_1 = \frac{k \cdot \Delta x}{2L} \quad (忽略液膜重量)$$

$$\alpha_2 = \frac{k \cdot \Delta x}{2(L + \pi d/2)} \quad (忽略液膜重量)$$

$$\alpha_3 = \frac{k \cdot \Delta x - \rho ghLD}{2L} \quad (计算液膜重量)$$

其中,L 表示Ⅱ型框横丝的内长度(能否为外长度?),h 是液膜高度,D 是液膜厚度(能否用金属丝直径 d 代替?).

测量纯净水的表面张力系数时,一般教材要求"保持两个水平标线重合直至液膜被拉脱",如果遵照此步骤几乎无法完成对表面张力系数较小液体的测量.因为液膜在被拉脱(破裂)前,会发生"自升现象","自升现象"发生以后,反射镜水平标线高于玻璃圆管的水平标线,无法满足两水平标线重合的要求,测量值偏大,且金属丝直径 d 越大,偏差越大.为了解决这个问题我们提出了许多可行性测量过程,如:① 液面高度不变,缓慢拉升液膜,直至液膜被拉脱同时两水平标线恰好重合(悬);② 液膜开始被拉起时,让两个水平标线不重合,让反射镜水平标线比玻璃圆管水平标线高一点(高出一个自升高度的值),待"自升现象"发生后,液膜拉脱时,反射镜水平标线即可能于玻璃圆管水平标线重合(难);③在玻璃圆管上标出许多水平标线,当液膜拉脱时,只要反射镜水平标线与圆管某个标线重合即可记录 x_2,并以此标线为参考点,再测量 x_1(简单).

应用劲度系数更小的弹簧测量时,Δx 值较大,误差减小;把玻璃圆筒的水平标线改用细丝(如细头发丝粗细)以提高读数精度;Ⅱ 型框改用直径更小的金属丝制作,减小"自升现象"的影响,等等.

误差分析是教师激发学生学习兴趣的一种方式,目的是为了让学生注意细节、积极思考、质疑问难,学会正确分析问题和解决问题,提高科学素养.教学中教师不仅要备好课,做到胸有成竹,而且要密切关注学生的每一步实验,聆听学生的提问,只要学生在实验的某一方面有所创新,就应该大力宣传鼓励,满腔热情地帮助学生做好物理实验.

附录3 对低于 C_0 的洗衣粉溶液的研究分析

C_0 是表面活性物质的临界胶团浓度,当溶液的浓度低于临界胶团浓度(C_0)时,溶液的表面张力系数(α)会随溶液放存时间的增长而变大,经搅拌,α 值仍会上升,而且同一种浓度的溶液放在不同的容器中 α 的测量值会有差异.

洗衣粉与肺表面活性物质(PS)同属于表面活性物质,对洗衣粉溶液(特别是浓度低于 C_0 的溶液)的研究,能使我们对 PS 的性质有较深入的了解.下面是我们对不同浓度洗衣粉溶液的研究和分析.

1. 确定洗衣粉溶液的 C_0

① 实验材料.白猫牌低泡沫高级洗衣粉(1 000 克袋装),双蒸水,自来水.

② 仪器.焦利簧称,架盘物药天平,直径为 60 mm 的玻璃杯 12 个,直径为 95 mm 的白色搪瓷盆 3 个,温度计等.

③ 方法.用拉脱法测各种浓度的洗衣粉溶液的表面张力系数.

④ 结果.如表1中8日14时的测量值(表1内所有数据均在5月份完成),C_0 的大小如图1中的曲线1,C_0 值约为 0.03%,此值小于文[1]中的 C_0(0.55%),表1中的洗衣粉溶液用双蒸水作溶剂,各溶液重量皆为 100 克.

表 1　不同浓度洗衣粉溶液的 α 值　　　　　　　　　($\times 10^{-3}$ N/m)

时间	温度	双蒸水	0.01%自来水	0.01%	0.02%	0.04%	0.06%	0.08%	0.10%	0.14%	0.20%	0.40%	0.60%
8 日 14 时	20 ℃	72.4		48.1	41.5	33.6	34.4	32.8	31.7	30.7	29.5	29.3	29.1
9 日 9 时	23 ℃			46.9	41.1	35.3	34.6	33.2	31.5	31.1	29.1	29.4	29.2
14 日 9 时	22 ℃			53.0	43.2	36.1	34.8	33.6	32.0	31.4	29.8	29.5	29.3
21 日 9 时	25 ℃		49.6	61.0	46.5	37.5	35.1	33.8	32.7	32.4	30.6	30.5	30.5
30 日 9 时	26 ℃	72.0	62.1	64.5	55.6	45.6	36.0	32.8	32.0	31.2	30.3	29.6	29.2

2. 低于 C_0 溶液的 α 随存放时间的增长而变大

为了确定8日测量值的正确性,第二天(9日上午9时)我们对已配备的各溶液又进行了测量.结果出人意料:浓度较低溶液的 α 值发生了变化,在以后的连续测量中(对溶液在22天内连续进行测量),发现 α 随时间的增长而增大,但浓度较高溶液的 α 值变化很小或几乎不变.如表1中9、14、21、30日的测量值.图1中的线2、3分别对应21日和30日的测量值.5月21日我们又用自来水配制了浓度仍为 0.01% 的洗衣粉溶液,并对其作了连续性测量,α 值也随时间而变大.在整个测量过程中溶液均加盖保存,防止蒸发.

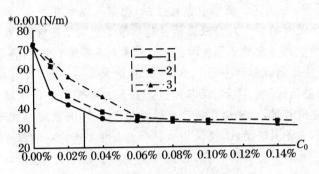

图 1 α 值随浓度 C_0 的变化曲线

3. 搅拌 α 上升,静置后又下降

刚制备的溶液放置一夜后,浓度大于 0.06% 的会出现丝絮状的白色物体,搅拌后长丝断裂,但白色物仍存在.溶液若用玻璃棒搅拌后再测量,低浓度的 α 值迅速增大,静置数分钟后又可减小,如表 2 所示;高浓度的 α 值仍变化不大.

表 2   搅拌前后的 α 值   ($\times 10^{-3}$ N/m)

浓度	搅拌前	搅拌后	静置 5 分钟后
0.01%	60.9	65.6	61.6
0.08%	33.9	34.7	33.7
0.14%	32.0	32.2	32.0
0.40%	30.8	30.9	30.6

4. α 值与盛放溶液的容器有关

用双蒸水配备洗衣粉溶液 300 克,分放在玻璃杯和搪瓷盆中,结果:玻璃杯内的测量值总大于搪瓷盆内的 α 值,溶液互换后仍如此,且两容器内的 α 值也随存放时间的增长而变大,如表 3.

表 3   在不同容器中的 α 值   ($\times 10^{-3}$ N/m)

时间	5 月 14 日			5 月 15 日			5 月 23 日		
浓度	0.01%	0.02%	0.14%	0.01%	0.02%	0.14%	0.01%	0.02%	0.14%
玻璃杯 ($d = 60$ mm)	53.0	43.3	31.4	56.3	43.8	32.0	61.7	48.3	31.9
搪瓷盆 ($d = 95$ mm)	50.6	42.0	31.4	51.4	42.1	31.8	58.7	46.7	31.8

5. 讨论

洗衣粉和 PS 均属于表面活性物质[2],[3],它们的共性是:表面活性物质浓度很稀时,表面活性物质分子一部分聚集在水面,使空气和水的接触面减少,从而使溶液的 α 急剧下降;另一部分在水中自相接触,把憎水基靠在一起,形成简单的胶团(一种有着胶体尺寸的质点).当表面活性物质浓度达到了足够量,在液面上就会形成单分子膜,使空气与水处于隔绝状态,溶液的 α 下降趋于减缓.再增加浓度,只能使水溶液中的表面活性物质分子以几十、几百地聚集在一起,排列成憎水基向里、亲水基向外的胶团(球状、棒状、层状的胶团),形成胶团的最低浓度称为临界胶团浓度,再增大溶液浓度,水表面已被表面活性物质占满,只能增加胶团数量,而胶团和单分子相反,并不具有活性,仅仅作为与吸附层相平衡的一种包含有表面活性物质的聚集体,因此 α 值已不再降低.由此可见液体 α 的降低完全取决于表面活性物质在液面上以单个分子存在的数目,而影响此数目的原因又是什么呢?我们没有见到有关此方面的研究说明.本文认为此数目应与以下两个方面有关:① 与液面的大小有关.浓度低于 C_0 的某一种溶液,若放在内半径不同的同类容器中,溶液的 α 会随液面宽窄的不同而有差异,液面宽者 α 小.② 与形成胶团和表面吸附两种能力有关.在胶团和界面争夺表面活性物质分子时,若表面活性物质分子易于形成胶团(胶团化能力强),则会阻碍表面活性物质分子在液面的吸附.若能抑制胶团化,表面吸附能力强,则液面表面活性物质分子数增加.本文实验中出现的 α 随时间的增长而变大的现象即说明了此问题.不断地测量和搅拌使液面表面活性物质分子进入液体内,形成胶团,故液体(低于 C_0)的 α 值越来越大,特别在液体刚被搅拌后测量的 α 值很大.静置数分钟后,有些表面活性物质分子在液面不饱和力场的作用下,升至液面,故 α 又会略有下降.

浓度较大溶液内出现的丝絮状物体,可能是由分子数较大的胶团引起,而其 α 不随时间而变的原因,与溶液内表面活性物质分子数较多有关,即与受表面吸附的分子数量较多有关.至于在液面较大的搪瓷盆中的 α 值大于液面较小的玻璃杯内的 α,说明 α 值还与容器的性质有关,因为水润湿玻璃,故玻璃杯内的水面表面能小,相比而言减弱了水面对表面活性物质分子吸附,α 较大.

本节虽只对洗衣粉溶液做了简单的探讨和研究,但从中我们可推知:肺表面活性物质的替代治疗[4]所用的理想制剂[5]应该无聚集性或聚集性很小.

参考文献

[1] 孙朝辉.球形液面附加压强演示实验的改进[J].物理实验,1994,14(2):54～55.

[2] 天津大学物理化学教研室.物理化学(下册)[M].北京:人民教育出版社,1979,11:257～265.

[3] (美)康姆罗 J.呼吸生理学[M].北京:人民卫生出版社,1981:93～98.

[4] 朱光发,等.联合应用吸入一氧化氮和 PS 治疗兔急性呼吸窘迫综合症[J].上海医科大学学报,1998,25(4):259～262.

[5] 陈正堂,等.呼吸窘迫综合症 PS 变化的探讨[J].第三军医大学学报,1994,16(2):99～101.

附录 4　透镜焦距测量方法的比较

从理论上讲,物体发出的光线经透镜 1 折射后如果是平行光线,再经透镜 2 折射后将在光屏上形成倒立实像,而且无论两个透镜之间的距离 L 如何改变,像的大小(用 y' 表示像长)都应该保持不变(如图 1 所示).像的大小是否改变仅由透镜 1、透镜 2 的焦距 f_1、f_2 及物体的大小决定,且只有当 $f_1 = f_2$ 时,像与物体才能等大(注:我们所用物体为箭头发光体,其长约为 $y = 1.5\,\mathrm{cm}$);若 $f_1 < f_2$,像长 y' 大于物体长度 y;若 $f_1 > f_2$,像长 y' 小于物体长度 y.像长 y' 与物长 y 之间的关系满足下式:

$$y' = \frac{f_2}{f_1} y$$

此关系由图 2 可以得到证明,此略.但实验中我们发现,如果光线经透镜 1 折射后不是平行光线,则像的大小除了与 f_1、f_2 及物体的大小有关,还与两个透镜之间的距离 L 有关.由表 1 给出的实验结果可以看出:当物距不等于透镜 1 的焦距 f_1 时,光屏上像的大小随两个透镜间距离 L 的变化较明显.物距小于焦距 f_1,y' 随 L 的增大而减小;物距大于焦距 f_1,y' 随 L 的增大而变大.当物距与透镜 1 的焦距 f_1 约有 $0.5\,\mathrm{mm}$ 的偏差时,随着 L 的改变,透镜 "f_2" 的值就会有较明显的改变.

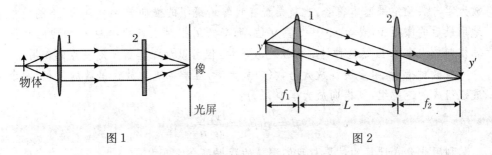

图 1　　　　　　　　　　　　　　图 2

由此我们给出经透镜 1 折射后的光是否是平行光的判定方法,即:改变两个透镜之间的距离 L,观察光屏上像的大小(如长度)有没有变化,如果没有变化,说明经透镜 1 折射后的光线为平行光线;如果像长随 L 变大而变小,说明物距小于 f_1;如果像长随 L 变大而变大,说明物距大于 f_1,此时须重新调节物体与透镜间的距离,直至像的大小不随 L 变化.由于肉眼判断像大小改变的精确度不是很高,故可以在改变 L 的同时,测量 "f_2",如果 "f_2" 测量值也不随 L 变化,说明经透镜 1 折射的光为平行光,此时可以固定物体和透镜 1 依次测量其他各透镜焦距.

表1 (cm)

物体的位置	透镜1的位置	物距 u_1	f_1	透镜2的位置	透镜间距离 L	光屏所在位置	v_2	f_2	像长度 y'
物距等于焦距	10.0	29.10	19.10	19.10	40.00	10.90	73.06	33.06	33.05	2.60
	10.0	29.10	19.10	19.10	126.94	97.84	159.95	33.01	33.05	2.60
物距小于焦距	10.0	29.00	19.00	19.10	40.00	11.00	74.50	34.50	33.05	2.70
	10.0	29.00	19.00	19.10	86.10	57.10	120.00	33.90	33.05	2.60
	10.0	29.00	19.00	19.10	126.70	97.70	160.00	33.30	33.05	2.50
物距大于焦距	10.0	30.00	20.00	19.10	40.00	10.00	71.80	31.80	33.05	2.48
	10.0	30.00	20.00	19.10	88.40	58.40	120.00	31.60	33.05	2.70
	10.0	30.00	20.00	19.10	130.90	100.90	160.00	29.10	33.05	2.90

"双镜法"测量透镜焦距,要求光屏应标有刻度,也可以每实验小组可以提供一个三角尺或直尺,以测量物体和像的长度.

仔细分析表1我们还发现,当物距小于焦距 f_1 时,透镜间的距离 L 增大,像距 v_2 减小,像的长度 y'' 减小,y'/y 近似等于 v_2/u_1;但当物距大于焦距 f_1 时,随 L 增大,像距 v_2 虽减小,像的长度 y' 却在增大,y' 与像距 v_2 似乎成反比,即横向放大率 y'/y 与 v_2/u_1 似乎成反比关系.这和单个薄透镜像的横向放大率计算公式($y'/y = v/u$)有所违背,学生对此经常产生疑惑,查阅一般教科书都没有提到此问题,亥姆霍兹-拉格朗日定理($nyu = n'y'u'$)仅给出像的横向放大率与角放大率的关系,没有具体说明多个球面或透镜的横向放大率与最后像距的关系.为此,我们计算了透镜组的第一主点、第二主点及相应的物距 u 和像距 v,发现用 $\beta = v/u$ 计算横向放大率与实验结果基本符合,也就是说在计算透镜组的横向放大率 β 时,不能简单地用最后的像距 v_2 或 v_3……代替 v 值,而必须用相对主点的物距 u 和像距 v 计算横向放大率 β.虽然这种计算方法比较麻烦,但可以加深理解三对基点的作用.

有教材指出,组合透镜放大倍数(即放大率)应是各透镜放大倍数的乘积,两个透镜组成的透镜组,其横向放大率 β 应为:

$$\beta = \beta_1 \beta_2 = \frac{v_1 v_2}{u_1 u_2}$$

利用此公式计算的结果与我们测量的数据符合.

"双镜法"除了可以测量凸透镜焦距,还可以比较方便地测量凹透镜焦距,这是"双镜法"又一个优点所在,只要选择一个焦度较大的凸透镜与其密切组合放在图2所示的2处,测量透镜组的焦距 $f_组$,则凹透镜的焦度即为:$\Phi_凹 = 1/f_组 - \Phi_凸$.

比较几种测量方法(自准直法、双镜法、位移法、间接法),我们发现用"双镜法"测量透镜焦距时,光屏上像的清晰度较高,易于分辨,绝对误差小,但与位移法的测量值有一定偏差,如表2所示的平均值(19.50 cm>19.21 cm,34.04 cm>33.07 cm,−85.92 cm>93.32 cm),若利用位移法测得的焦距来确定透镜1和物体间距离,很难获取平行光,这可能与物体成像清晰度不宜确定有关.表2中 A 眼睛是弯凸透镜、$-100°$ 眼镜是弯凹透镜,其光心位置与透镜夹在光具座的读数有偏差,我们利用正、反向放置透镜测量平均值消除此偏差,如表2中 $X_2 = (X_{2右} + X_{2左})/2$.

表 2　各种方法测量值的比较　　　　　　　　　　　　　　　　　　　　(cm)

	自准直法		双镜法						位移法			
	f	Δ_f	$x_{2右}$	$x_{2左}$	x_2	x_1	f	Δf	A	e	f	Δf
双凸镜	19.53	0.01	69.50	69.50	69.50	50.00	19.50	0.00	100.00	48.07	19.22	-0.02
	19.55	-0.01	104.00	104.00	104.00	84.51	19.49	0.01	150.00	104.78	19.20	0.00
	19.54	0.00	169.50	169.50	169.50	150.0	19.50	0.00	170.00	125.90	19.19	0.02
平均值	19.54	0.01					19.50	0.01			19.21	0.02
A眼睛	33.39	0.07	84.70	83.39	84.05	50.00	34.05	-0.01	140.00	32.96	33.06	0.01
	33.41	0.05	134.72	133.37	134.05	100.00	34.05	-0.01	150.00	51.20	33.13	-0.06
	33.58	-0.12	184.80	183.25	184.03	150.00	34.03	0.01	160.00	66.80	33.03	0.05
平均值	33.46	0.08					34.04	0.01			33.07	0.04

	双镜法								间接法			
	$f_凸$	$x_{2右}$	$x_{2左}$	x_2	x_1	$f_组$	$f_凹$	Δf	u	v	$f_凹$	Δf
$-100°$ 眼镜	19.50	75.18	75.30	75.24	50.00	25.24	-85.75	-0.17	-27.78	39.80	-91.98	-1.24
	19.50	125.15	125.26	125.21	100.00	25.21	-86.15	0.23	-41.15	73.49	-93.51	0.29
	19.50	175.16	175.30	175.23	150.00	25.23	-85.86	-0.06	-18.55	23.10	-94.18	0.95
平均值							-85.92	0.20			-93.22	0.80

参考文献

[1] 姚启钧.光学教程[M].北京:高等教育出版社,1984.

[2] 母国光,等.光学[M].北京:人民教育出版社,1979.

[3] 杨述武.普通物理实验[M].北京:高等教育出版社,1994.

[4] 胡新珉.医学物理学[M].5版.北京:人民卫生出版社,2008.

[5] 胡新珉.医学物理学习题指导书[M].北京:人民卫生出版社,2008.